中 医 启 蒙 丛 书

零起点学
中医

任健 编著

中国健康传媒集团
中国医药科技出版社

内容提要

中医是中华民族伟大宝库之一，有着悠久的历史和优良的疗效。本书主要介绍了中医的基础理论学说，致病特点、脏腑失调、经络、腧穴、中药、方剂、食疗，以及局部病症、内脏病症、女性病证和全身病症的中医疗法。书中内容通俗易懂，深入浅出，切合临床实际，特别适合初学中医及中医爱好者阅读参考。

图书在版编目（CIP）数据

零起点学中医 / 任健编著. — 北京：中国医药科技出版社，2017.8
（中医启蒙丛书）
ISBN 978-7-5067-9356-8

Ⅰ. ①零…　Ⅱ. ①任…　Ⅲ. ①中医学 – 基本知识　Ⅳ. ①R2

中国版本图书馆CIP数据核字(2017)第121989号

零起点学 中医

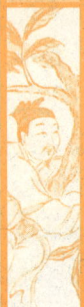
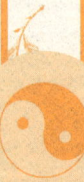

美术编辑　陈君杞
版式设计　大隐设计

出版　中国健康传媒集团 ｜ 中国医药科技出版社
地址　北京市海淀区文慧园北路甲 22 号
邮编　100082
电话　发行：010-62227427　邮购：010-62236938
网址　www.cmstp.com
规格　710×1000mm ¹/₁₆
印张　14
字数　204 千字
版次　2017 年 8 月第 1 版
印次　2024 年 3 月第 4 次印刷
印刷　大厂回族自治县彩虹印刷有限公司
经销　全国各地新华书店
书号　ISBN 978-7-5067-9356-8
定价　35.00 元

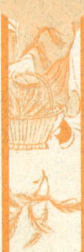

前言

从流传几千年的针灸、推拿，到拯救数百万人生命的抗疟药物青蒿素；从泳坛名将菲尔普斯在里约奥运会上，向世界展示了火罐在身上烙下的"中国印"，到 G20 峰会期间，许多外宾和记者朋友寻访中医方面的服务。近年来，"中医热"不断掀起风潮，自学中医的人也越来越多。但中医学博大精深，其理论抽象难懂，普通读者自学起来比较枯燥。为此，我们一直在探索用更加喜闻乐见的形式来普及中医文化。

为了帮助渴望了解中医、学习中医的读者更快地迈进中医的"大门"，中医启蒙丛书对中医学知识进行了提炼，挑选出最基础、最核心和最实用的知识点，用通俗流畅的语言和清晰准确的线条图加以讲解，帮助读者快速理解和掌握。

考虑到中医爱好者的实际需求，中医启蒙丛书从中医基础理论、中医诊断学、中药学、针灸学、脉学、中医必读歌诀六个方向入手，凝练出《零起点学中医》《零起点学中医诊断》《零起点学中药》《零起点学针灸》《零起点学脉诊》《零起点学中医歌诀》六个分册。广大中医爱好者一卷在手，不仅可以帮助您走近中医，还可以助您轻松地学习中医，并在日常生活中指导您的养生保健。希望丛书能让更多人从零起点、零距离开始接触中医，了解中医，感悟中医，热爱中医。

特别值得一提的是，中医启蒙丛书打破了以往中医图书的形式束缚，用图和表的形式，简明而形象地传达出中医学的关键知识点，对于抽象的理论和易混知识点都配以图表，比如每味中药配有插图，每个穴位、舌象附有示意图等，帮助读者加深理解记忆。更重要的是，为热爱中医、想探究中医奥秘的普通读者开启了一条快乐学中医的新路。

当然，由于时间有限，书中内容难免有不足或欠妥之处。在此诚心恳请广大读者在阅读中及时记录并反馈给我们，以便及时对丛书进行修订完善。

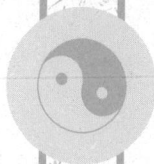

编者
2017 年 8 月

零起点学中医

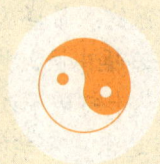

目录

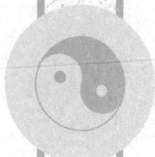

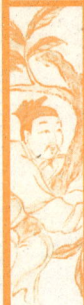

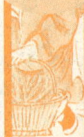

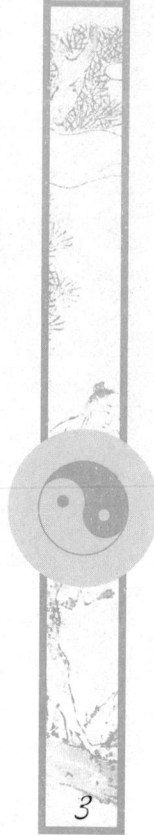

第十章　全身病症的中医疗法

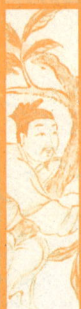

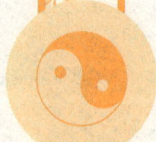

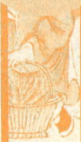

第一章
中医并不神秘

什么是中医

中医是我国优秀传统文化的一个重要组成部分，是中华民族在长期的生活与生产实践中，逐渐积累、不断发展而形成的具有独特理论风格和丰富诊疗经验的医学体系。它以整体观念和辨证论治为重要特征，以自然疗法为主要形式。历史上它曾为中华民族的繁衍昌盛做出了巨大贡献，至今仍然在人类的医疗和保健事业中发挥着重要作用。中医学以其独特的理论体系和卓越的诊疗效果独立于世界医学之林，并通过其现代化的研究与发展，正在以崭新的面貌走向世界。

广义上的东方医学指的是包括中国传统医学（中医学）、印度的阿育吠陀和巴基斯坦的尤那尼在内的，流传在亚洲各地的多种传统医学。但在华人世界，与西医相对而言的东方医学，一般指的是中国传统医学，即中医。

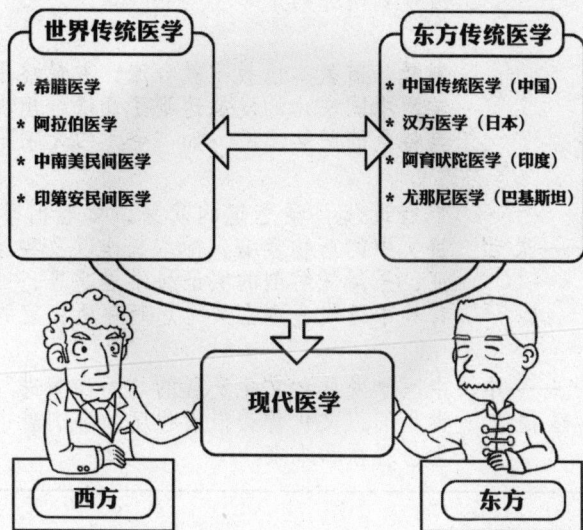

世界传统医学
* 希腊医学
* 阿拉伯医学
* 中南美民间医学
* 印第安民间医学

东方传统医学
* 中国传统医学（中国）
* 汉方医学（日本）
* 阿育吠陀医学（印度）
* 尤那尼医学（巴基斯坦）

现代医学

西方

东方

中医是如何形成的

人类漫长的进化过程也就是人类生活与生产的知识和技能不断积累和发展的过程。远古时代，生产力水平极为低下，人们主要以打猎和采集野生果实为生，饮血茹毛、筑穴而居，便是当时极为原始的生活写照，觅食充饥是当时人们的第一生产和生活要务。先人在寻找食物的过程中，可能由于误食某些有毒的植物或食物，发生呕吐、腹泻、昏迷乃至死亡等食物中毒现象；也可能因为进食某些植物或食物，而使疾病减轻，身体康复。通过这样长期口尝身受的实践，人们逐渐积累了能预防中毒和治疗疾病的常识，后者堪称医药知识而实则为生活经验，其不断积累、发展，便产生了我国早期的医药学。

中医漫长的发展过程

秦汉时期——第一高峰	百家争鸣，文化空前繁荣，产生了中医四大经典著作
晋隋唐时期——第二高峰	封建社会高度发展，佛教、道教、儒教三教鼎立而以道教为主。这时出现了《新修本草》《诸病源候论》以及《千金方》等综合性、实用性极强的著作。唐代《新修本草》一书就已经达到国家级规划研究的水平
宋金元时期——最高峰	佛教、道教、儒教三教合流，并最终形成宋代理学，中国文化的发展达到了巅峰，出现了许多各具特色的医学流派，如"金元四大家"
明清时期——最后高峰	带有近代科学思想的萌芽，如李时珍《本草纲目》中的药物栽培、标本制作以及实地、实物考证，王清任解剖的实证科学思想等，都是由文化背景中近代资本主义思想萌芽所决定的
近代和现代——异质文化的碰撞与交流	中医学发展和文化发展的"同步演进"规律还告诉我们，文化背景很大程度地影响着中医学的过去、现在和未来

因此，中医学的知识结构是文、史、哲、医"四位一体"的结构。

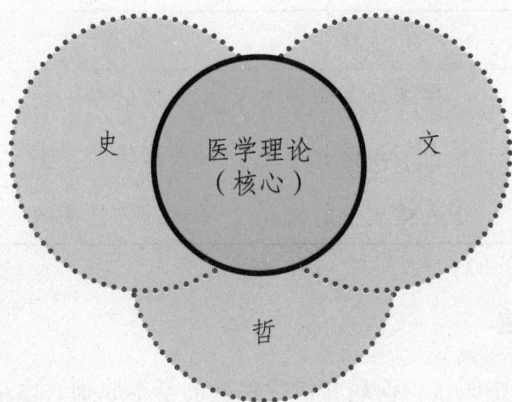

中医的两大特点

1. 整体观念

中医学认为人体是一个有机的整体，构成人体的各组成部分，在结构上不可分割，在功能上相互协调、相互为用，在病理上相互影响。人体与自然环境有着密切的关系，人类在能动地适应自然、改造自然的斗争中维持着正常的生命活动。这种内、外环境的统一性、人体自身的整体性的思想，称为整体观念。

五脏一体观

系统	五脏	六腑	五体	官窍	经脉	精气血津液
心系统	心	小肠	脉	舌	手少阴心经 手太阳小肠经	
肝系统	肝	胆	筋	目	足厥阴肝经 足少阳胆经	构成人体的物质，脏腑功能的基础
脾系统	脾	胃	肉	口	足太阴脾经 足阳明胃经	
肺系统	肺	大肠	皮	鼻	手太阴肺经 手阳明大肠经	
肾系统	肾	膀胱	骨	耳及二阴	足少阴肾经 足太阳膀胱经	

人与自然界的统一性

自然环境	生理	病理	疾病防治
季节气候变化	生理活动适应调节	形成四时多发病	顺时养生
昼夜晨昏改变	气血阴阳消长变化	影响病情的轻重	因时制宜
地理环境差异	形成体质上的差异	易致地方性疾病	因地制宜

2. 辨证论治

辨证论治是中医认识疾病和治疗疾病的基本原则，也是中医学的基本特点之一。所谓辨证，就是将四诊（望、闻、问、切）所收集的资料、症状和体征，通过分析和综合，辨清疾病的部位、原因和性质以及正邪盛衰的关系，概括判断为某种病理性质的证。论治（施治），则是根据辨证的结果，确定相应的治疗方法。辨证论治的过程，就是认识疾病和治疗疾病的过程，辨证与论治是诊治疾病过程中不可分割的两个方面，是中医学的理法方药在临床上的具体运用，是指导中医临床工作的基本原则。

中医在临床诊治疾病方面，既辨病又辨证，但重点在辨证。如感冒，病邪在表，但由于病因和机体的反应不同，常可表现为风寒表证和风热表证两种不同性质的证，因而在治疗上给予辛温解表和辛凉解表的不同方法，所用的方剂也不同。

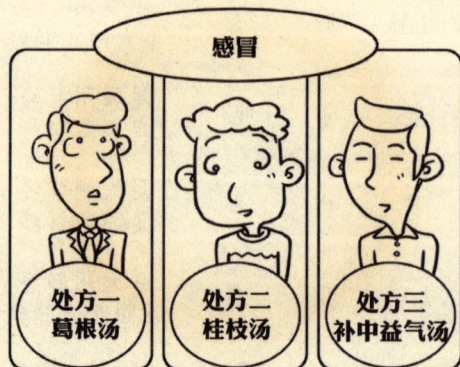

感冒

处方一 葛根汤　　处方二 桂枝汤　　处方三 补中益气汤

```
桂皮
芍药
大枣 ──→ 桂枝汤
甘草
生姜
```

| 同一疾病 | → | 患病的人不同
发病时间不同
发病地域不同
疾病不同阶段 | → | 证不同，治不同——同病异治 |

| 不同疾病 | → | 出现大致相同的病机 | → | 证同，治亦同——异病同治 |

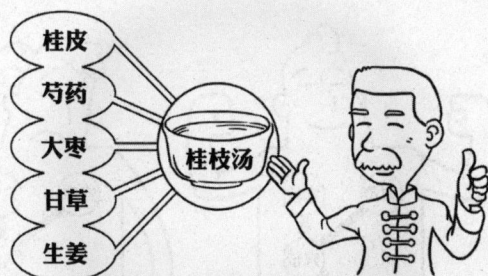

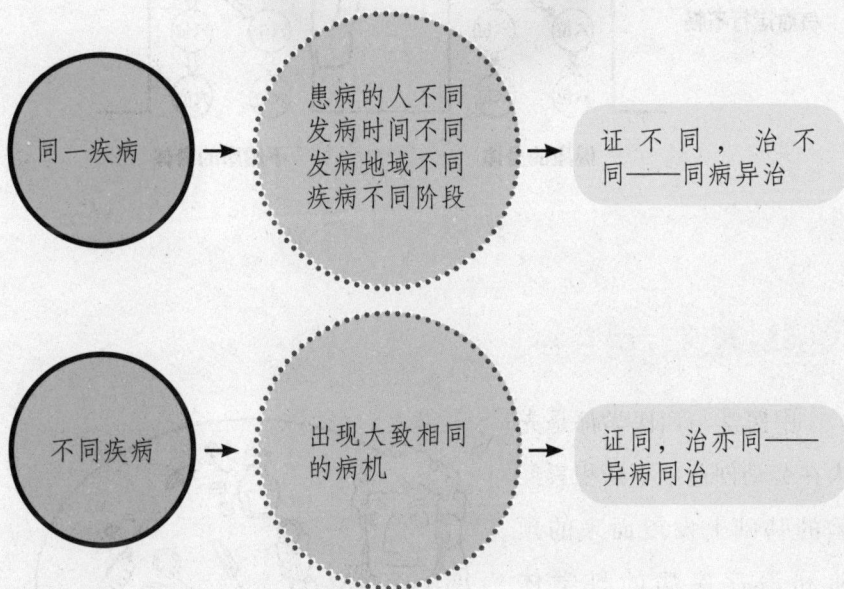

中医的理论体系

　　中医有一套完整的理论体系，中医基础理论的主要内容包括以下几个方面。

中医学的哲学基础	包括精气学说、阴阳学说、五行学说
中医学对正常人体生理的认识	包括藏象、经络、气血、津液等
中医学对疾病及其防治的认识	包括病因、发病、病机等内容，以及中医养生和治病原则

气血流通好
气血运行不畅

穴位 穴位
穴位
穴位 穴位
穴位 穴位

穴位 穴位
穴位
穴位 穴位
穴位 穴位

健康的身体　　　　　　　　**不健康的身体**

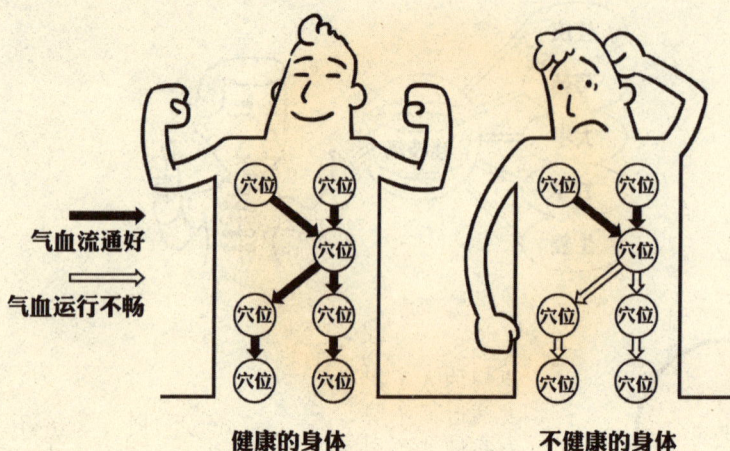

中医与西医优势互补

中医学与西医学都是先人在劳动创造中不断积累经验的基础上发展而来的预防和治疗疾病的科学体系，二者在医学知识最初的起源、发展过程中的医巫合一与分流、指导医学理论的哲学基础、医学伦理原则及对服务对象的平等尊重等许多方面具有相同或相似之处。然而，中、西医学却是在东方与西方不同的地域、相异的文化背景下发生与发展起来的，二者在认知方法、理论体系、诊疗体系的基本属性和特征方面具有很大的差异。

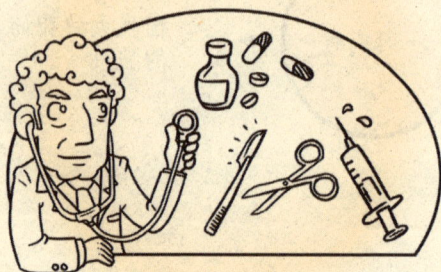

1. 中医学的优势

虽然现代生命科学和医药科学取得了巨大进步，可是人类面临的健康问题依然严峻，现代医学显然不能解决所有的疾病与健康问题。随着社会的发展和生活方式的变化，传统医药学的光芒在新的时期更加灿烂。究其原因，乃传统医药学有其系统的理论和丰富的实践，在医学模式转化和疾病谱改变的今天大有可为，显示出不可替代、不可或缺的优越性。

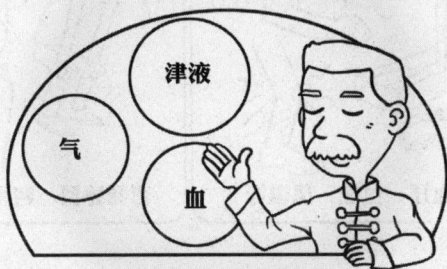

2. 中医学的特点

医哲交融的整体观念：中医学诞生于中国古代的自然哲学之中，在起源上与自然哲学联为一体，在思维方法上一开始就以整体观念统领学科，使中医药学理论体系自始至终都是在整体观念下发展延伸的。

安全有效的自然疗法：中医药疗法丰富多彩，包括中草药、针灸、推拿、按摩、火罐、刮痧等。中医药疗法的特点首先是安全、合理应用，一般无明显的毒副作用；其次为有效，源于自然的疗法虽历经时代的变迁，但因其经过反复的实践检验，疗效可靠而得以流传至今；最后，应看到中医药疗法的简便和廉价，从卫生经济学角度考量，中医药疗法具有显著的优势。

个体化的治疗方案：贯穿于全部中医学的辨证施治的治疗精神、因人因时因地制宜的治疗原则，决定了中医学具有追求个体化治疗的特征。

治病与养生相结合：中医"未病先防，既病防变"的"治未病"思想和养生保健的思想，在长期的发展过程中对养生保健积累了比西医更为丰富的知识和经验，如食疗、药浴、针灸和推拿等。

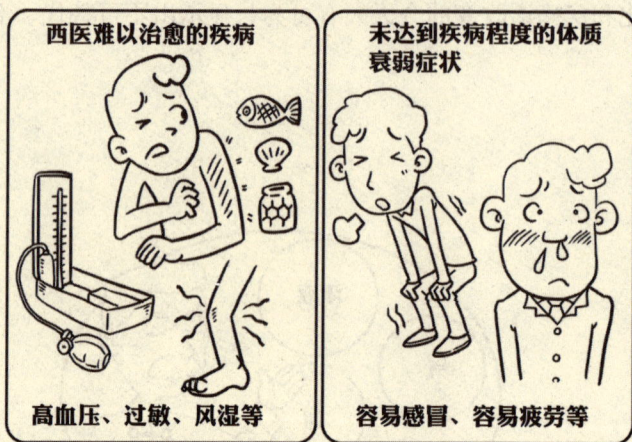

西医难以治愈的疾病

高血压、过敏、风湿等

未达到疾病程度的体质衰弱症状

容易感冒、容易疲劳等

3. 中西医学的互补性

西医辨病与中医辨证相结合：这两种从不同角度、不同层面认识疾病本质和治疗规律的诊治方法具有明显的互补性，使医生在制定诊疗计划时能整体与局部兼顾、宏观和微观并调，治疗措施更具针对性和选择性。

西医善于祛病，中医长于调理：如恶性肿瘤，仅施行针对局部的治疗不足以使肿瘤病人得以康复，而中医药在提高机体抵抗力和改善生活质量的调理方面则有显著优势。

急则西治为主，缓则中调见长：西医治疗急症更具快速取效、针对性强等特点，常可力挽狂澜。而中医对于慢性病多环节的病机非常对应，在治疗方面具有显著的优势。

单靶点取效与多因素协调：一般来说，西药的成分与结构清楚，作用机理明确，常对患病机体的某单一靶点有显著的干预作用。而中药处方中结构不明的众多化学成分，则是通过多环节、多靶点的协调而起作用的。

科技文明与返朴归真：科技进步的现代文明并不排斥传统文明，现代与传统，在人类社会都极为重要，缺一不可。当前，一股回归自然的绿色和平思潮正在席卷全球，人类已经认识到科技进步与返朴归真的相辅相成，进而非常实在地把握发展的方向。

精气学说（精、气、血、津液学说）

精、气、血、津液是构成人体和维持人体生命活动的基本物质。精，泛指人体内一切有用的精微物质；气，是人体内活力很强、运行不息、无形可见的极细微物质，既是人体的重要组成部分，又是机体生命活动的动力；血，是红色的液态物质；津液，是人体内的正常水液的总称。精、气、血、津液，既是脏腑经络及组织器官生理活动的产物，又是脏腑经络及组织器官生理活动的物质基础。

精、气、血、津液是人体生命活动的物质基础，其运动变化规律也是人体生命活动的规律。精、气、血、津液的生成和代谢，有赖于脏腑经络和组织器官的生理活动，而脏腑经络及组织器官的生理活功，又必须依靠气的推动、温煦等作用，以及精、血、津液的滋养和濡润，因此，精、气、血、津液与脏腑经络、组织器官的生理和病理有着密切关系。

气与精、血、津液可分阴阳。气为阳，阳主动，具有推动、温煦等作用，宜运行不息而不宜郁滞；精、血、津液为阴，阴主静，具有滋养、濡润作用，宜宁谧、秘藏而不宜妄泄。

气、血、津液来源于饮食中所摄入的水谷精微以及呼吸运动中吸入的清气。它们又共同组成了骨骼和肌肉，并且是内脏和筋肉正常活动的动力和源泉。

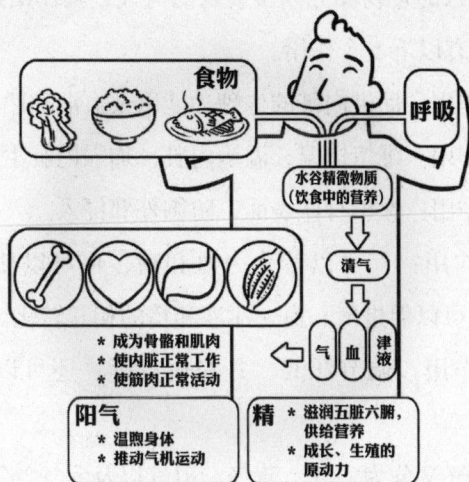

精是一种构成人体的基本物质，也是维持生命活动的根本动力。精可以分为先天之精和后天之精。先天之精是一种秉承于父母，并且具有传承性质的精气。先天之精储藏于肾脏，因此又称为肾精。肾精有促进身体生长、月经来潮、产生精子、提高生殖能力等作用。随着年龄的增长，肾精会逐渐减少，人体也随之开始老化，生殖功能出现衰退现象。另外，肾精可以作为卫气和元气的原材料，必要时还可以转化生成血和骨髓等重要物质。后天之精是在脾胃的共同作用下，由饮食里获得的水谷精微中生成的。后天之精被运输到全身组织和脏器，起到维持人体生命活动的能量源作用。还有一部分后天之精被运送到肾脏，补充因生长发育所损耗的先天肾精。

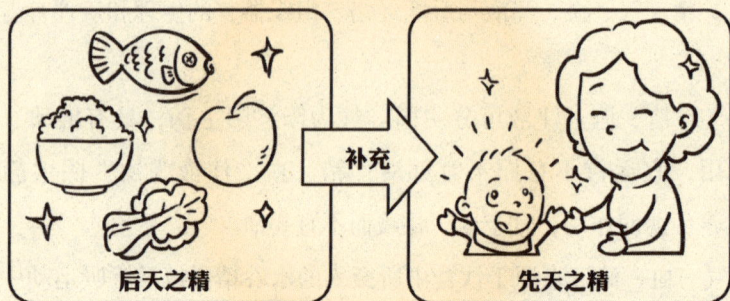

后天之精　补充　先天之精

气来源于摄入的食物养分以及吸入的清气，其作用是维持身体各种生理功能。具体有以下 5 个作用。

（1）推动作用：促进内脏的生理功能以及血液和津液的运行等。

（2）温煦作用：维持体温，温煦内脏，加强内脏生理功能。

（3）防御作用：保护身体表面，防御外邪侵入。

（4）气化作用：气可以转化为血和精，也可以使津液转化为汗液等。总之，气可以促进气、血、津液和精的相互转化。

（5）固摄作用：调节汗液、月经血量等，还可以调整体内物质的排泄。

组成身体的气又分为宗气、营气、卫气以及元气等不同类型，根据名称的不同各有独特的功能特点。如宗气具有较强的推动作用；营气富含营养成分；卫气对外邪的侵入有较强的抵抗作用；而元气具有可以促进成长，使人精力旺盛、充满活力等重要作用。

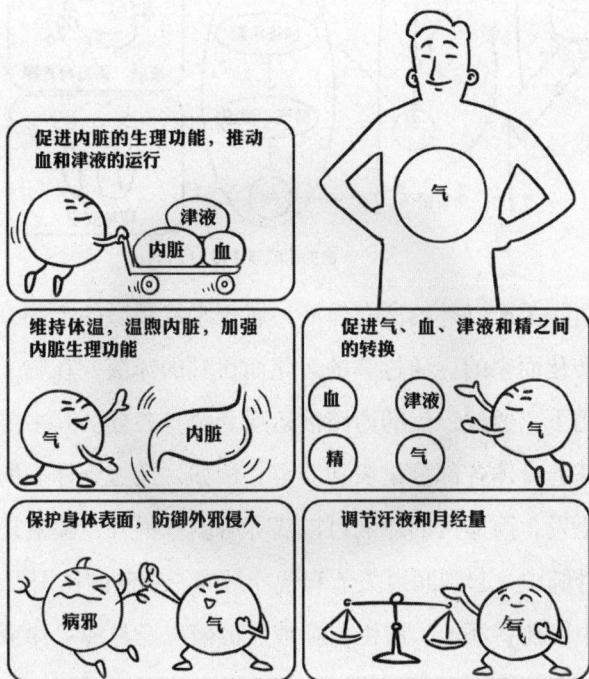

血是一种在血脉中流动的红色液体，西方医学称之为血液。它由水谷精微生成，是身体的营养源。但是在关于它的生成与功能方面，中、西方医学观点不同。

中医学认为，血的原料是由脾胃运化的饮食生成的水谷精微（营养成分）组成。它可以由水谷精微直接转化而成，也可以由水谷精微中的营气和津液结合而成。生成后的血液在心脏的作用下，不断地运送到五脏六腑、皮肤以及全身各个部位。运送到全身的血作为维持身体各种功能的营养源而被广泛利用。正因为有血的营养，肌肉、骨骼才能结实健壮，眼睛才能看清事物。此外，皮肤和头发散发出光泽，手能用力抓物品等，都是由于血的作用。另外，血和气一样，是维持生命活动的基础物质之一。因此，只有气血充盈，才能达到意识清晰、精神安定的良好状态。

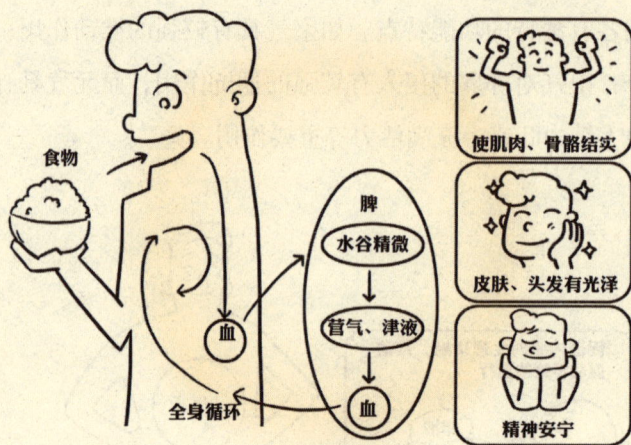

食物

脾
水谷精微
营气、津液
血

血

全身循环

使肌肉、骨骼结实

皮肤、头发有光泽

精神安宁

血的生成与作用

　　津液是指除了血以外的所有体液，属于水谷精微的范围，并且是依赖脾的气化转化而来的。通过脾的运化而得到的津液，在脾、肺、肾三脏的共同作用下，通过三焦的通路被运送到全身各处。其主要的生理功能是滋润、濡养身体各部分组织和器官。例如，运送到体表的津液可以滋润皮肤和毛发，而体内的津液可以濡养脏腑。另外，津液还可以到达关节内部和骨髓中，起到润滑关节和营养骨髓、脑髓的作用。

　　另外，中医还将汗液、眼泪、唾液、涎液以及鼻涕等津液的代谢产物统称为"五液"。它们分别是五脏所生成的，与五脏具有对应关系，即"汗为心之液，泪为肝之液，唾为肾之液，涎为脾之液，涕为肺之液"。除此之外，津液作为血的生成原料，还具有很重要的作用。被身体各处利用过的废弃津液，通过肾脏运送到膀胱，进而作为尿液排出体外。

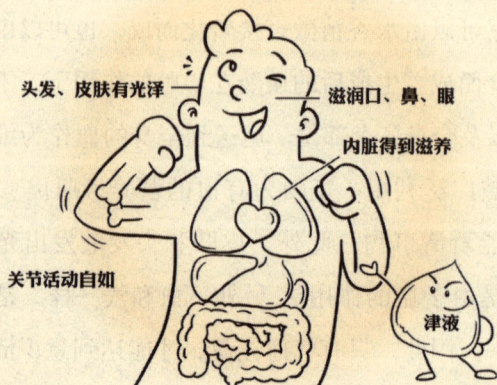

头发、皮肤有光泽

滋润口、鼻、眼

内脏得到滋养

关节活动自如

津液

气、血、津液相互协助，共同维系人体的各种生命活动。

气是人体循环中必不可少的物质。在将水谷精微转化为血的过程中，气充当了原动力的重要角色。另外，血运行流畅也是通过心气的推动、肺气的输布以及肝气调节血流的作用而实现的。并且，保证血不脱离脉管而正常流动，也是气的作用之一。相反，血是气的营养来源，它承载气，并将气运输到身体各个部位，使气发挥其作用。因此，中医有"血为气之母"的说法。

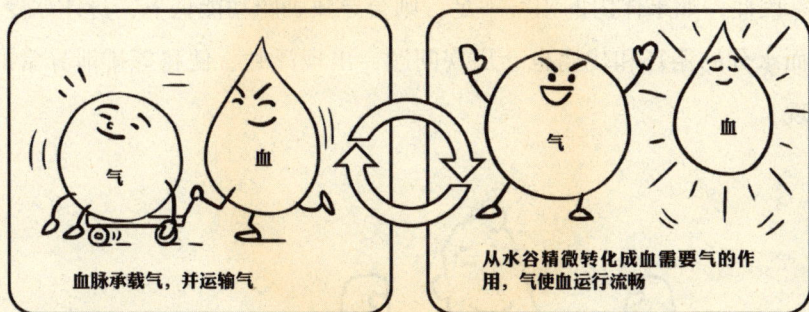

血脉承载气，并运输气

从水谷精微转化成血需要气的作用，气使血运行流畅

同样，气和津液之间也存在着相互作用的关系。首先，津液的生成、输送和排泄都是通过气的气化作用、推动作用以及固摄作用来完成的。相反，津液不足也会对气造成影响，损伤气的生成等。另外，如果津液的循环出现障碍，使津液滞留形成痰液，就会阻碍气的流通。

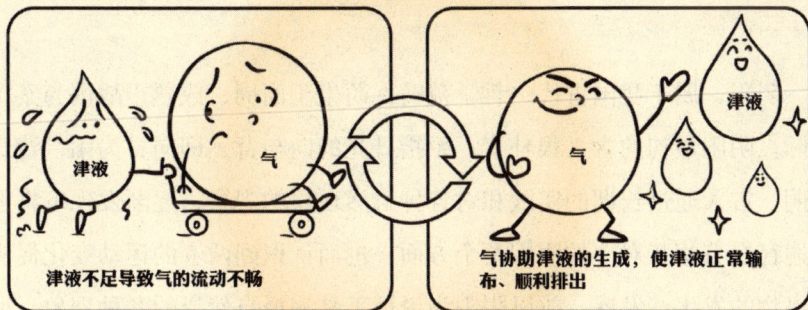

津液不足导致气的流动不畅

气协助津液的生成，使津液正常输布、顺利排出

阳气（热源）同气、血、津液一样，是维持人体各种生命活动不可缺少的物质。它具有维持体温，加强身体脏腑功能、组织功能的重要作用。另外，气的温煦作用和气化功能也依靠阳气的协助。此外，阳气还可以使体内多余的水分蒸发，使体内的循环能够顺利进行。通过阳气的作用，津液等水分物质可以得到正常的输送和排泄。

体内阳气的产生，需要摄入必要的食物。阳气在食物的消化和吸收过程中产生。在这一过程中，需要肾脏功能保持健康活跃的状态，这样所产生的阳气才能够储藏在体内，再重新分布到人体各处。

因此，如果体内的阳气不足，则会导致脏腑功能低下，身体冰冷，进而水分的循环和代谢也会出现问题，出现浮肿、便秘等排泄异常的表现。

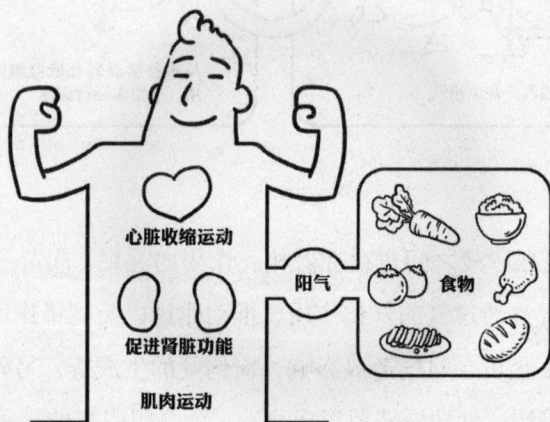

心脏收缩运动

促进肾脏功能

肌肉运动

阳气　食物

阴阳学说

阴阳，属于我国古代之哲学范畴，萌生于商周，成熟于战国与秦汉之际。阴阳最初的含义很朴素，系指日光的向与背，即向日为阳，背日为阴。古人通过长期的实践和对各种自然现象的观察，逐渐发现事物都普遍存在着相互对立的阴阳两个方面，进而认识到两者的运动变化促进了事物的发生、发展，故以阴阳为说理工具解释自然界的各种现象，形成阴阳学说。

阴阳学说认为，世界是物质的，物质世界是在阴阳二气相互作用下滋生、发展和变化着的；认识世界的关键在于分析既相互对立，又相互统一、相反相成的两种物质势力，即阴阳之间的相互关系及其变化的规律；因此，阴阳学说包含着丰富的辩证法思想和方法论内容。

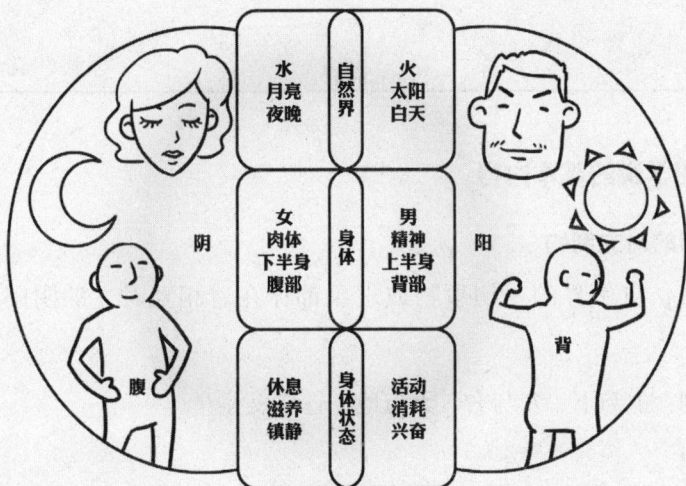

阴阳学说渗透到中医学领域，影响着中医学的形成和发展。阴阳学说贯穿在中医学理论的各个方面，用来解释人体生理、病理现象，分析、归纳疾病的性质和分类，从而作为预防、诊断和治疗的根据，指导着临床医疗实践。

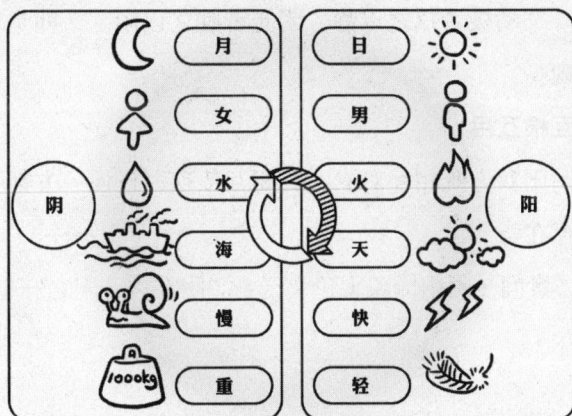

事物阴阳属性归类表

属性	空间	时间	季节	温度	湿度	重量	性状	亮度	运动状态
阳	上、外	昼	春夏	温热	干燥	轻	清	明亮	上升、动、兴奋、亢进
阴	下、内	夜	秋冬	寒凉	湿润	重	浊	晦暗	下降、静、抑制、衰退

阴阳学说的基本内容

阴阳的对立制约

定义：自然界的一切事物或现象都存在着相互对立的阴阳两个方面。

举例：上与下、左与右、天与地、昼与夜等。

说明

（1）既是对立的，又是统一的，统一是对立的结果。

（2）阴阳两个方面的相互对立，主要体现于它们之间的相互制约、相互消长。

（3）阴与阳相互制约和相互消长的结果，取得了统一，即取得了动态平衡，称之为"阴平阳秘"。

（4）阴阳相互制约的过程，也就是相互消长的过程，没有消长，就没有制约。"动极者镇之以静，阴亢者胜之以阳"，即是对立制约关系的具体体现。

阴阳的互根互用

定义：阴阳双方既相互对立，又相互依存，任何一方都不能脱离另一方而单独存在。

举例：《素问·阴阳应象大论》云："阴在内，阳之守也；阳在外，阴之使也。"

说明

（1）"孤阴不生，独阳不长"是由于某种原因，阴和阳之间的互根互用关系受到破坏，也就是说，机体的物质与物质之间、功能与功能之间、物质与功能之间的互根互用关系失常，机体的生生不息之机也就遭到破坏，甚则"阴阳离决，精气乃绝"而死亡。

（2）阴阳的互根互用是阴阳转化的内在根据，阴和阳可以在一定的条件下，各自向着自己相反的方面转化。

阴阳的消长平衡

定义：阴和阳之间的对立制约、互根互用，并不是处于静止不变的状态，而是始终处于不断的运动变化之中，即在一定限度、一定时间内的"阴消阳长""阳消阴长"中维持着相对的平衡。

举例：由夏至到冬至，是阴长阳消的过程；由冬至到夏至，则是阴消阳长的过程。

说明

（1）相对平衡，是指阴阳消长的某阶段可以存在不平衡，但就消长的全过程来说，还是处于大致的平衡状态。

（2）阴阳消长的相对平衡的重要性和必要性是不可忽视的。因为只有不断地消长和不断地平衡，才能推动事物的正常发展，对人体来说也就能维持正常的生命活动。

阴阳的相互转化

定义：阴阳对立的双方在一定的条件下，可以各自向其相反的方向转化，即阴可以转化为阳，阳可以转化为阴。

举例：一般都表现在事物变化的"物极"阶段，即"物极必反"，是一个由量变到质变的过程。

说明

（1）阴阳的互根是转化的内在根据，阴阳双方发展到"极"或"重"的程度，为转化的条件。

（2）阴阳是事物的相对属性，因而存在着无限可分性。阴阳的对立制约、互根互用、消长平衡和相互转化等，说明阴和阳之间的相互关系不是孤立、静止、不变的，而是互相联系、互相影响、相反相成的。

阴阳学说在中医学中的应用

人体的组织结构

理论：根据阴阳对立统一的观点，认为人体是一个有机整体，人体内部充满着阴阳对立关系，所谓"人生有形，不离阴阳"（《素问·宝命全形论》）。

说明：根据人体的形态部位和功能特点对阴阳进行具体划分，即背为阳，腹为阴，心为阳中之阳，肺为阳中之阴，肝为阴中之阳，肾为阴中之阴，脾为阴中之至阴。

人体的生理功能

理论：人体的正常生命活动，是阴阳两个方面保持对立统一的协调关系的结果。

说明："阴平阳秘，精神乃治；阴阳离绝，精气乃绝。"（《素问·生气通天论》）

人体病理变化

理论：①疾病的发生及其病理过程，是因某种原因而使阴阳失去平衡协调所致。尽管疾病的病理变化复杂多端，但均可用阴阳失调，即阴阳的偏胜偏衰来概括。②根据阴阳互根互用，机体的任何一方虚到一定程度时，必然导致另一方的不足。③阴阳失调的病理现象，还可以在一定的条件下，各自向相反的方向转化。

说明：①阴阳偏胜包括阳胜则热和阴胜则寒，是属于阴阳任何一方高于正常水平的病变。阴阳偏衰包括阳虚则寒和阴虚则热，是属于阴阳任何一方低于正常水平的病变。②阳损及阴、阴损及阳和阴阳俱损。③阳证可以转化为阴证，阴证可以转化为阳证，所谓"重寒则热，重热则寒""重阴必阳，重阳必阴"（《素问·阴阳应象大论》）。

用于疾病诊断

理论：由于疾病的发生、发展变化的内在原因在于阴阳失调，因此望、闻、问、切四诊都应以分辨阴阳为首务，所谓"善诊者，察色按脉，先别阴阳"（《素问·阴阳应象大论》）。

说明：证候分阴阳，其中表、实、热为阳，里、虚、寒为阴。症状分阴阳，面色鲜明为阳，面色晦暗为阴；声音高亢有力为阳，低怯无力为阴；寸脉为阳，尺脉为阴；数脉为阳，迟脉为阴；脉至为阳，脉去为阴；浮大洪滑为阳，沉小细涩为阴。

用于疾病治疗

理论：阴阳偏胜者，采用"损其有余""实者泻之"的原则。阳胜则热属实热证者，治以"热者寒之"的方法；阴胜则寒属实寒证者，治以"寒者热之"的方法。阴阳偏衰者，采用"补其不足""虚者补之"的原则。张景岳还根据阴阳互根的原理，提出了阴中求阳、阳中求阴的治法，指出"善补阳者，必于阴中求阳，则阳得阴助而生化无穷；善补阴者，必于阳中求阴，则阴得阳升而泉源不竭"（《景岳全书·新方八阵·补略》）。阴虚不能制阳而致虚热者，用滋阴壮水之法，以制阳亢火盛，所谓"壮水之主，以制阳光"，《内经》称这种治疗原则为"阳病治阴"；阳虚不能制阴而造成阴盛而致虚寒者，用扶阳益火之法，以消退阴盛，所谓"益火之源，以消阴翳"，《内经》称这种治疗原则为"阴病治阳"。

说明：归纳药物的性能，主要靠药物的气（性）、味和升降浮沉来决定。四气分阴阳，即温热为阳，寒凉为阴；五味分阴阳，即辛、甘、淡为阳，酸、苦、咸为阴；升降浮沉分阴阳，即升浮为阳，沉降为阴。

五行学说

五行，是指木、火、土、金、水五种物质的运行变化。最初人们只认识到这五种物质是人类生活中不可缺少的东西，后来人们把这五种物质的相互关系加以抽象推演，用来说明整个物质世界，形成了五行

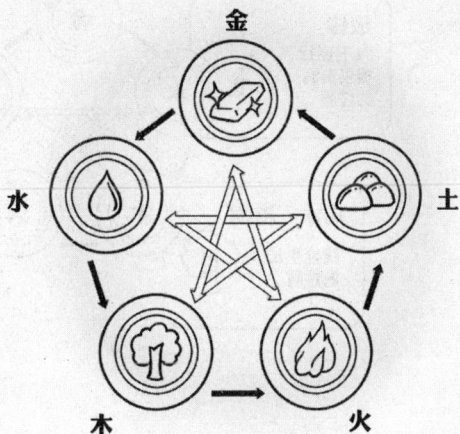

金
土
火
木
水

学说。五行学说的基本观点认为，宇宙是由木、火、土、金、水五种基本物质构成。宇宙间一切事物都可用五行的特性进行演绎、推论、归类。五行之间的"相生""相克"规律是宇宙间各种事物普遍联系的基本法则。

五行特性表

理论	说明	引申
"木曰曲直"	指树木生长的形态都是枝干曲直向上、向外舒展	具有生长、升发、条达、舒畅等作用或性质的事物，均归属于木
"火曰炎上"	指火具有温热、上升的特性	具有温热、升腾作用的事物，均归属于火
"土爱稼穑"	指土有承载、化生万物的作用	具有生化、承载、受纳作用的事物，均归属于土
"金曰从革"	指金具有可熔铸变革的特性	具有清洁、肃降、收敛等作用的事物，均归属于金
"水曰润下"	指水具有滋润、向下的特性	具有寒凉、滋润、趋下、闭藏的事物，均归属于水

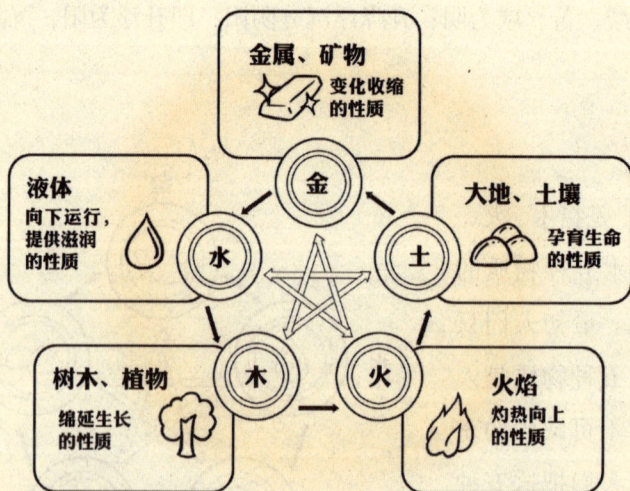

事物五行属性归列表

自然界							五行	人体						
五音	五味	五色	五化	五气	五方	季节		五脏	五腑	五官	形体	情志	五声	变动
角	酸	青	生	风	东	春	木	肝	胆	目	筋	怒	呼	握
徵	苦	赤	长	暑	南	夏	火	心	小肠	舌	脉	喜	笑	忧
宫	甘	黄	化	湿	中	长夏	土	脾	胃	口	肉	思	歌	哕
商	辛	白	收	燥	西	秋	金	肺	大肠	鼻	皮	悲	哭	咳
羽	咸	黑	藏	寒	北	冬	水	肾	膀胱	耳	骨	恐	呻	栗

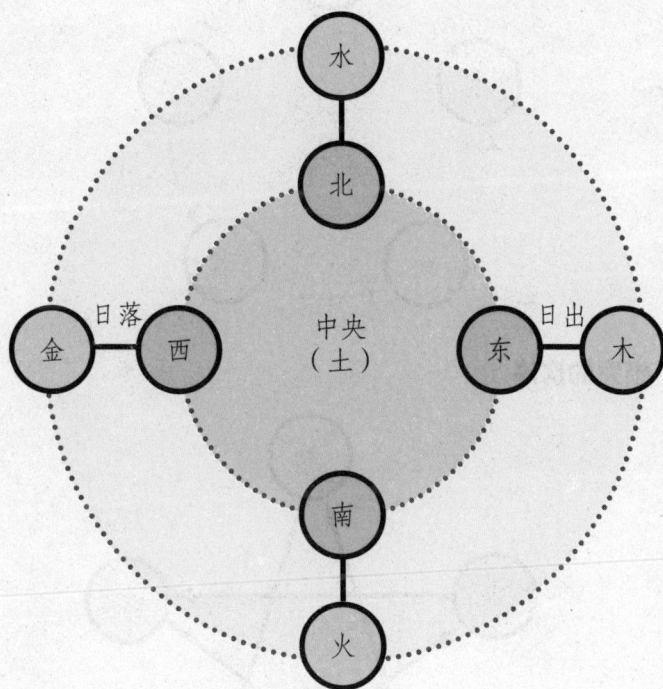

方位配五行

一、五行的相生与相克

相生 { 含义：是指五行之间存在着有序的递相滋生、助长和促进的关系

次序：木 —生→ 火 —生→ 土 —生→ 金 —生→ 水 —生→ 木

相克 { 含义：是指五行之间存在着有序的递相克制、制约的关系

次序：木 —克→ 土 —克→ 水 —克→ 火 —克→ 金 —克→ 木

1. 相生的次序

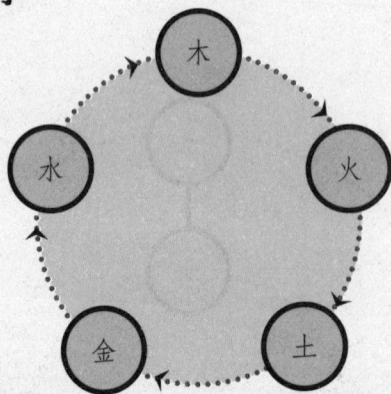

2. 相克的次序

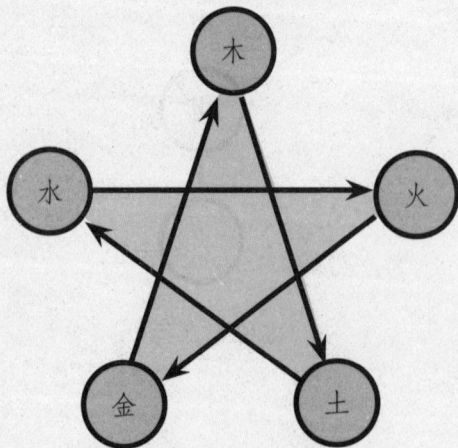

二、五行的相乘与相侮

$$
相乘\begin{cases}
含义：是指五行中一行对其所胜的过度制约或克制，又\\
\qquad 称"倍克"\\[4pt]
次序：木\xrightarrow{乘}土\xrightarrow{乘}水\xrightarrow{乘}火\xrightarrow{乘}金\xrightarrow{乘}木\\[4pt]
发生原因：太过和不及\\[4pt]
相克与相乘\begin{cases}同：次序相同\\ 异：相克表示生理现象，相乘表示病理现象\end{cases}
\end{cases}
$$

相乘和相克同方向、同次序，但相乘属于异常的相克反应。具体的规律是：

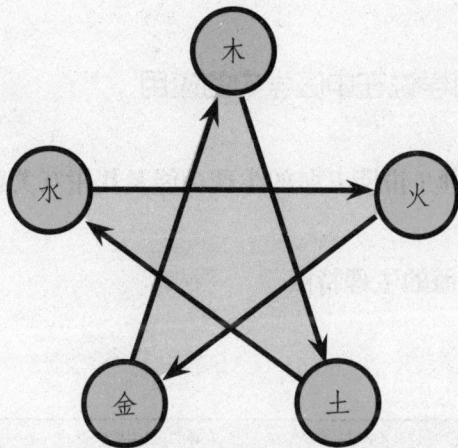

$$
相侮\begin{cases}
含义：是指五行中一行对其所不胜的反向制约和克制，又\\
\qquad 称"反克"\\[4pt]
次序：木\xrightarrow{侮}金\xrightarrow{侮}火\xrightarrow{侮}水\xrightarrow{侮}土\xrightarrow{侮}木\\[4pt]
发生原因：太过和不及\\[4pt]
相乘与相侮\begin{cases}区别：相乘是按五行的相克次序发生过度\\ \qquad 的克制，相侮是与五行相克次序发\\ \qquad 生相反方向的克制\\ 联系：发生相乘时，可同时发生相侮；发\\ \qquad 生相侮时，也可同时发生相乘\end{cases}
\end{cases}
$$

相侮是和相克反方向的异常相克反应。具体的规律是：

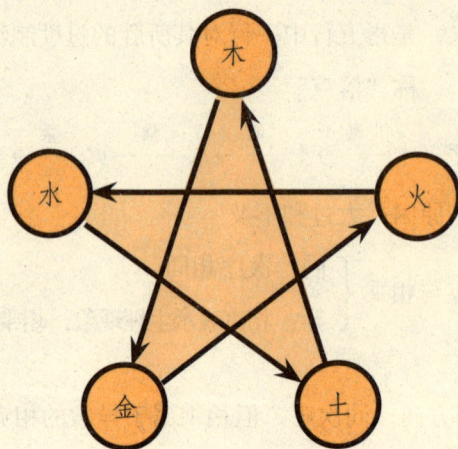

三、五行学说在中医学中的应用

（一）生理（说明五脏的生理功能及其相互关系）

1．说明五脏的生理特点

根据五行特性说明五脏生理特点及关系表

五行	五脏生理特点	五脏相生	五脏相克
木	肝性喜条达恶抑郁	木生火：肝血济养心脉	木克土：肝气疏泄防脾土壅滞
火	心主血，温煦机体	火生土：心阳温煦脾土	火克金：心火温煦制肺之肃降
土	脾化精微营养全身	土生金：脾气散精于肺	土克水：脾之运化防肾水泛滥
金	肺性喜清肃、下行	金生水：肺肃降助肾行水	金克木：肺气肃降防肝升太过
水	肾为藏精之脏，主水	水生木：肾精涵养肝木	水克火：肾水上行制心火过亢

注意：用五行特性只能说明脏腑的部分功能，而不是全部功能，如"肝是体内最大的藏血器官"等功能就无法用五行来说明。

2. 构建天人一体的五脏系统

五行学说将人体脏腑组织结构分别配属五行，同时又将自然界的五方、五时、五气、五味、五色等和人体的五脏六腑、五体、五官等联系起来，这样就把人和自然环境统一起来，表达了天人相应的整体观。

3. 说明五脏之间的生理联系

（1）五脏相互滋生的关系（功能上的互助促进）

> 肝木生心火（肝藏血以济心）
> 心火生脾土（心阳温脾土）
> 脾土生肺金（脾能化生气血，转输精微充养肺金）
> 肺金生肾水（肺金清肃下行，协助肾藏精纳气和主水等功能）
> 肾水生肝木（肾藏精以滋养肝血）

（2）五脏相互制约的关系

> 肾水克心火（肾水上济于心，防止心火亢盛）
> 心火克肺金（心阳温热，抑制肺金清肃太过）
> 肺金克肝木（肺气肃降，抑制肝阳上亢）
> 肝木克脾土（肝气条达，可疏泄脾土的壅滞）
> 脾土克肾水（脾主运化，能防止肾水泛滥）

（3）五行制化与五脏的协调平衡

不仅五脏是一个紧密联系着的整体，而且以五脏为中心的五个生理系统同样也是一个密不可分的整体，从而充分地体现了人体内环境的整体统一。

（二）病理（说明五脏病变的相互影响）

1. 说明五脏病变的相互影响

（1）以五行规律说明五脏疾病的传变

①相生关系的传变：包括"母病及子"和"子病犯母"两种情况。

A. 母病及子——母脏之病，传及子脏，又称"母病累子"。临床上常先有母脏的证候，而后出现子脏的证候。

举例："水不涵木"证，即肾阴亏虚，导致肝阳上亢

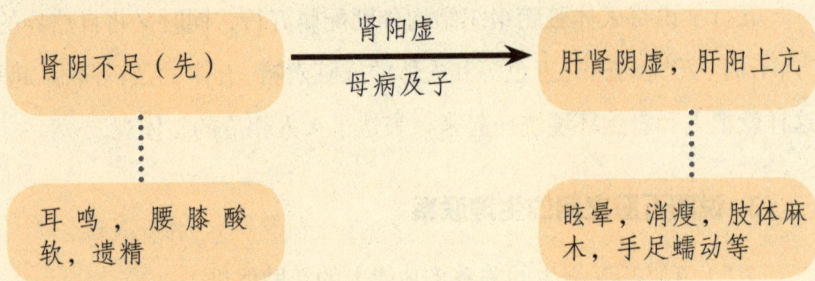

肾阴不足（先）	肾阳虚 母病及子 →	肝肾阴虚，肝阳上亢
⋮		⋮
耳鸣，腰膝酸软，遗精		眩晕，消瘦，肢体麻木，手足蠕动等

注意：母病及子顺相生方向传变，病情较轻，且多为虚证。

B. 子病犯母——子脏之病，传及母脏，又称"子盗母气"，是指病邪从子脏传来，侵入属母的脏器。临床上常先有子脏的证候，而后出现母脏的证候。

举例1：心肝火旺证。

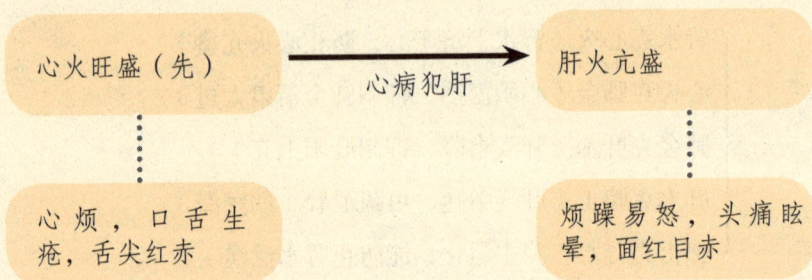

心火旺盛（先）	心病犯肝 →	肝火亢盛
⋮		⋮
心烦，口舌生疮，舌尖红赤		烦躁易怒，头痛眩晕，面红目赤

举例2：心肝血虚证。

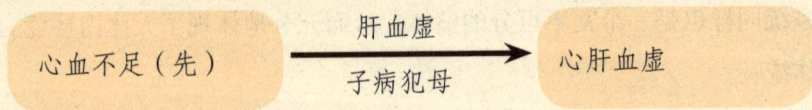

心血不足（先）	肝血虚 子病犯母 →	心肝血虚

注意：子病犯母为逆相生方向传变，病情较重，且既有实证，也有虚证。

②相克关系的传变：包括相乘和相侮两种情况。

A. 相乘——相克太过为病。引起相乘的原因主要有两个方面，即五行中某一行的太过或不及都可以引起相乘，前面已经详细进行了介绍。

举例1：属于五行中某一行太过引起相乘者，如木亢乘土，即肝木

横逆犯脾胃。

肝气横逆，疏泄太过	→	影响脾胃，消化功能紊乱
烦躁易怒，胸闷胁痛，眩晕头痛		脘腹胀痛，厌食，大便泄泻；纳呆，嗳气，吞酸，呕吐

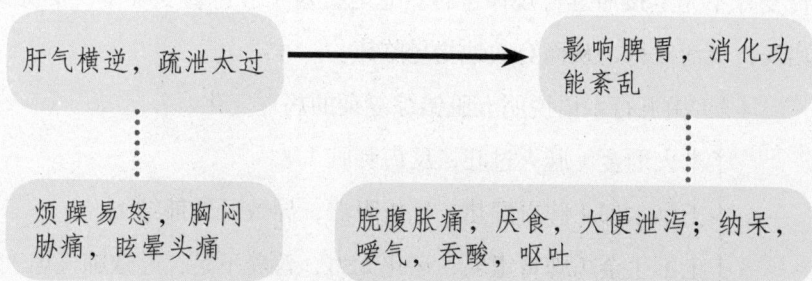

举例2：属于某一行不及导致相乘者，如土虚木乘，即脾胃虚弱，肝对脾胃的相克显得相对增强，从而出现头晕乏力，纳食不化，嗳气，胸胁苦满，腹胀腹痛，肠鸣腹泻等症状。

B. 相侮——反克为病。引起相侮的原因主要有两个方面，即是五行中任何一行的太过或不及都可以引起相侮，前面也已经进行了详细的介绍。

举例1：属于五行中某一行太过引起相侮者，如木火刑金，即肝火犯肺证。

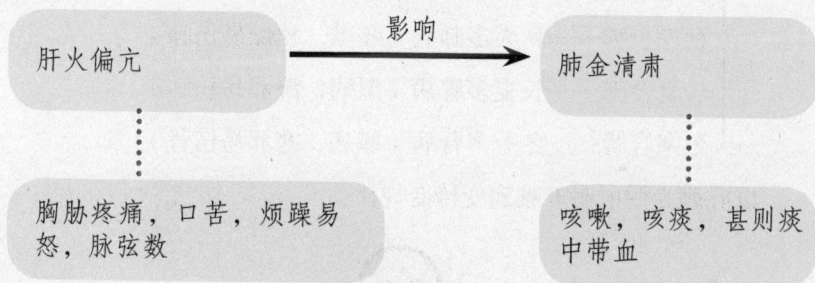

肝火偏亢	影响 →	肺金清肃
胸胁疼痛，口苦，烦躁易怒，脉弦数		咳嗽，咳痰，甚则痰中带血

举例2：属于五行中某一行不及引起相侮者，如土虚水侮，即脾土的虚衰不能制约肾水，从而出现水肿等症状。

注意：相乘为顺相克方向，助其克伐制约之力，故病情较重；相侮是反克为病，逆相克方向为病，病气受制于正常克制的趋势，故病情较轻。

五行学说认为，五脏病变时的相互传变，都可以用五行之间的生、克、乘、侮来阐明。但由于五行学说不能完全阐释五脏之间的相互关系，所以发生疾病的时候，实际上不能完全用五行生、克、乘、侮来解析，同时临床上由于感受邪气的性质、病人体质等因素的影响，导致疾病的传变并不完全按照五行规律进行。总之，对于五行传变规律，要从实际出发，灵活对待，从而有效地指导临床。

（2）用五行术语说明五脏错综复杂的病理变化

- 木火刑金（肝火过旺，反侮肺脏）
- 土壅木郁（脾胃湿热，气机阻滞，导致肝气郁结）
- 土不生金（脾胃虚弱，运化无力，营养不足，导致肺气虚）
- 水不滋木（肾阴不足，不能滋养肝木，肝阴不足，肝阳上亢）

2. 说明病理变化和环境的关系

五行学说认为，属于同一五行属性的事物都有着相关的联系，所以人体的五脏和自然界五个季节有着相应的关系，这叫"五脏外应五时"也就是说，五脏各有所主的季节，并在其所主的季节里容易发病，具体如下：

- 春风合肝——春季多肝病（风病）
- 夏暑合心——夏天多心病（暑邪易伤心）
- 秋燥合肺——秋天多肺病（咳嗽，秋燥易伤肺）
- 长夏合脾——长夏多脾病（湿病，湿邪易伤脾）
- 冬寒合肾——冬季多肾病（寒病，寒邪易伤肾）

以肝病为例说明五脏病变传变规律：

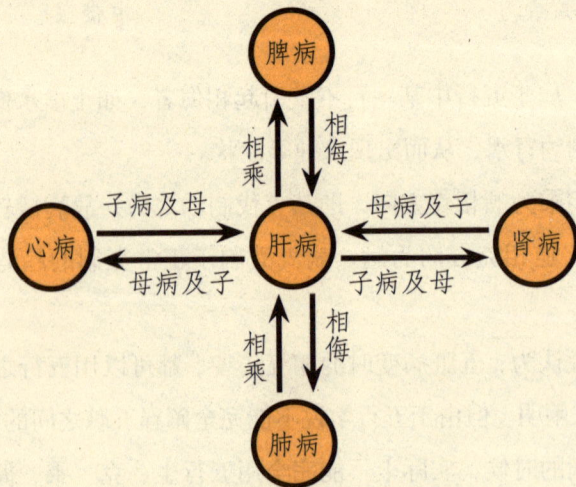

（三）指导疾病的诊断

1. 确定病变部位

人体是一个有机的整体，当内脏患病时，人体内脏功能活动及其相互关系的异常变化可以反映到体表相应的组织、器官，出现色泽、声音、形态、脉象等多方面的异常变化，由于五脏和五色、五音、五味等都用五行分类归属作了一定的联系，所以在临床诊断的时候，可以综合望、闻、问、切四诊所得的资料，根据五行的归属及生、克、乘、侮的变化规律来判断病变的脏腑，从而确定病位。

举例1：肝病、心病。

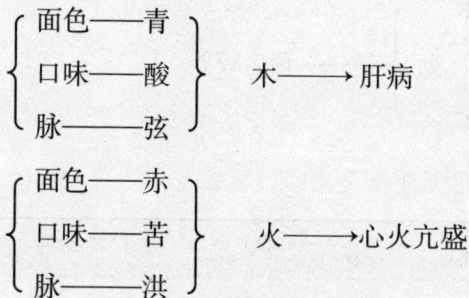

$$\left.\begin{array}{l}\text{面色——青}\\\text{口味——酸}\\\text{脉——弦}\end{array}\right\}\quad\text{木}\longrightarrow\text{肝病}$$

$$\left.\begin{array}{l}\text{面色——赤}\\\text{口味——苦}\\\text{脉——洪}\end{array}\right\}\quad\text{火}\longrightarrow\text{心火亢盛}$$

举例2：肝气犯脾、肾水凌心。

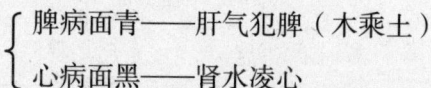

$$\left\{\begin{array}{l}\text{脾病面青——肝气犯脾（木乘土）}\\\text{心病面黑——肾水凌心}\end{array}\right.$$

2. 判断疾病预后——轻重顺逆

（1）一般情况：脉与色相符。

（2）判断的依据：主色与客色、脉与色的关系。

①主色与客色的关系

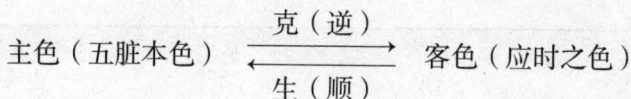

$$\text{主色（五脏本色）}\ \underset{\text{生（顺）}}{\overset{\text{克（逆）}}{\rightleftarrows}}\ \text{客色（应时之色）}$$

②脉与色的关系

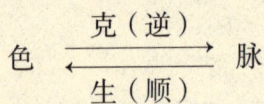

$$色 \xrightleftharpoons[\text{生（顺）}]{\text{克（逆）}} 脉$$

举例：肝病。

面色——青
脉———弦　} 木（脉与色相符，这是疾病的一般情况）

面色——青——木
　　　　　　↑ 生 } 顺——预后较好
脉——沉——水

面色——青——木
　　　　　　↑ 克 } 逆——预后较差
脉——浮——金

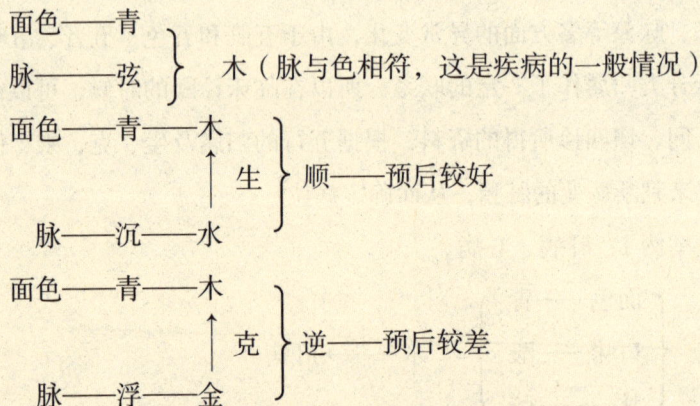

诊断五脏病及推断预后表

五行	望色	五味	脉象	五脏病	推断预后
木	青	酸	弦	肝	
火	赤	苦	洪	心	
土	黄	甘	濡	脾	色脉相符——平 克色之脉——逆 生色之脉——顺
金	白	辛	浮	肺	
水	黑	咸	沉	肾	

（四）指导疾病的治疗

1. 指导脏腑用药

五色	五味	五脏	用药
青	酸	肝	山茱萸
赤	苦	心	丹参
黄	甘	脾	白术
白	辛	肺	石膏
黑	咸	肾	生地黄

2. 控制疾病的传变

根据五行的传变规律，可以判断五脏病变的发展趋势。如肝脏患病可以影响到心、肺、脾、肾等脏器，而心、肺、脾、肾的病变也可以影响到肝，所以治疗的时候，除了对本脏进行调理外，还要考虑到其他有关脏腑的传变关系，并根据五行的生、克、乘、侮规律进行调整，从而控制疾病的传变和发展。如肝气太过，木旺必克土，这时就应该采取健脾和胃的方法以防止其传变到脾胃，所以《难经》说："见肝之病，则知肝当传之于脾，故先实其脾气。""肝病实脾"就是根据五行相乘的原理来控制疾病传变的治疗原则之一。但是，临床上疾病是否传变，主要取决于脏腑的功能状态。所谓"虚则传，实则不传"，其中虚是指即将受邪的脏腑，其意思是说，如果脏气虚病邪就会传过来，如果脏气充实就不会传过来，所以《金匮要略》指出："见肝之病，知肝传脾，当先实脾，四季脾旺不受邪，即勿补之。"在脾旺或脾气不虚的时候，就不必再用补脾的方法去阻止病邪的传变。所以在临床应用中，对于五行传变，一方面要借助这一规律，采取措施及时控制疾病的传变，另一方面又要从临床实际出发，做到灵活掌握和运用。

3. 确定治则、治法

治疗原则，简称治则，是指治疗疾病的总原则。治法，是在治则的指导下所制定的具体治疗方法。五行学说用于指导确立治则和治法，可以分为两大类：一类是根据相生规律确定的治则和治法；一类是根据相克规律确立的治则和治法。

（1）根据相生规律确立的治则和治法

①治则

补母泻子 { "虚则补其母"
          "实则泻其子"

A. "虚则补其母"——适用于母子关系的虚证

举例:

$$水 \xrightarrow{\text{生}} 木$$
（母）　　　　　（子）

肝阴虚——————————滋水涵木
　　　　虚则补其母

$$土 \xrightarrow{\text{生}} 金$$
（母）　　　　　（子）

肺气虚——————————补脾气以益肺气
　　　　虚则补其母

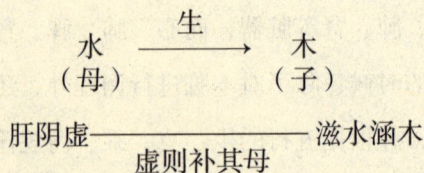

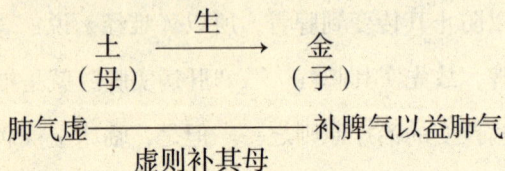

B. "实则泻其子"——适用于母子关系的实证

举例:

$$木 \xrightarrow{\text{生}} 火$$
（母）　　　　　（子）

肝火炽盛证——————————泻心火以清肝火
　　　　　实则泻其子

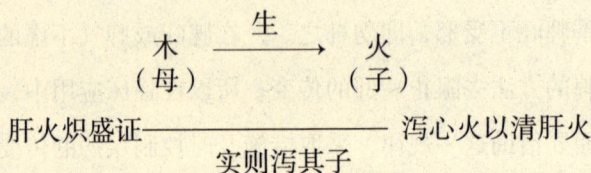

②治法:在"补母泻子"这一治则指导下确立的具体治疗方法大致有四种。

A.滋水涵木法

含义:通过滋养肾阴以养肝阴的方法,又称"滋肾养肝法""滋补肝肾法""乙癸同源法"。

适应证:适用于肾阴亏损导致肝阴不足以及肝阳上亢之证。

B. 益火补土法

含义:通过温肾阳而补脾阳的方法,又称"温肾补脾法""温补脾肾法"。（这里特别注意的是,益火补土法的"火"字,原指心,因为五行中心属火,火生土原来应指心火生脾土。但是,由于后世命门学说的发展,"火不生土"的火,就不再指心阳,而是指肾中命门之火——肾阳。

适应证：肾阳衰微而导致脾阳不振之证。

C. 培土生金法

含义：通过补脾益气而补益肺气的方法，又称"补养脾肺法"。

适应证：脾胃虚弱导致肺气虚弱证，或肺气虚弱兼见脾运不健者。

D. 金水相生法

含义：滋养肺肾之阴的方法，又称"补肺滋肾法""滋养肺肾法"。

适应证：肺阴亏虚不能滋养肾，或者肾阴不足不能滋养肺阴的肺肾阴虚证。

（2）根据相克规律确定的治则和治法

①治则：相侮和相乘，均是异常相克的结果，都是使"弱者更弱，强者更强，形成恶性循环"。弱就是功能衰退，强就是机能亢进。由于异常相克的病理结果不外乎强弱两个方面，因此治疗上就必须抑其强而扶其弱，即"抑强扶弱"。

$$抑强扶弱\begin{cases} 抑强——适用于相克太过的病证 \\ 扶弱——适用于相克不及的病证 \end{cases}$$

A. 抑强——举例：木旺乘土

$$肝木横逆犯脾克胃\frac{肝胃不和}{肝脾不调}疏肝平肝为主$$

B. 扶弱——举例：土虚木乘

脾虚郁滞影响脾胃健运，治疗以和肝为主，兼顾健脾，加强双方功能。

②治法

A. 抑木扶土法

含义：用疏肝健脾或平肝和胃以治疗肝脾不和或肝气犯胃证的方法，又称"疏肝健脾法""平肝和胃法""调理肝脾法"。

适应证：木旺乘土、土虚木乘之证。

B. 培土制水法

含义：用健脾利水以治疗水湿停聚证的方法，又称"敦土利水法"。

适应证：适用于脾虚不运，水湿泛滥而致水肿胀满之证。

C. 佐金平木法

含义：通过滋肺阴清肝火，以治疗肝火犯肺证的方法，又称"滋肺清肝法"。

适应证：肝火犯肺之证。

注意："佐金平木"的"佐"不能理解成补益，而是帮助、辅佐的意思，主要是辅助肺气肃降。

D. 泻南补北法

含义：通过泻心火滋肾水，以治疗心肾不交证的方法，又称"泻火补水法""滋阴降火法"。

适应证：肾阴不足，心火偏亢，水火不济之心肾不交证。

注意：水不制火有两层含义，一是肾阴亏虚不能制约心火，二是指肾阴亏虚，肾中相火偏亢。这是属于一脏本身水火阴阳的偏盛偏衰，不能和五行生克的水不克火混为一谈。

4. 指导针灸取穴

在针灸治疗方面，十二经脉中每一条经脉在肘、膝关节以下都有五个特定穴位，称为五输穴。

五输穴配五行

井	荥	输	经	合
木	火	土	金	水

①凡是虚证都可以用补其母经或本经的母穴来治疗。

举例：肝阴虚 { 肾经合穴（水穴）——阴谷
本经合穴（水穴）——曲泉

②凡是实证都可以用泻其子经或本经的子穴来治疗。

举例：肝实证 { 心经荥穴（火穴）——少府
本经荥穴（火穴）——行间

5. 指导情志疾病的治疗

精神疗法，主要是用于情志疾病。由于情志是由五脏产生的，五脏之间存在相克关系，所以情志之间也存在着这种关系。临床上可以用情志之间的相互制约来达到治疗目的，称为"以情胜情法"。

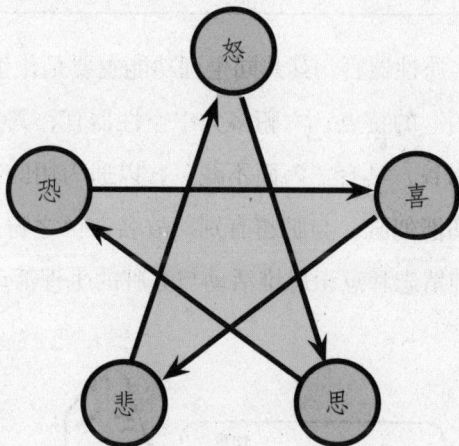

藏象学说

藏象学说，又称脏腑学说，是在整体观和阴阳五行学说的指导下，研究人体各脏腑组织器官的生理功能、病理变化及其相互关系的学说。藏，即贮藏，是指隐藏于体内的脏腑器官；象，即形象、征象，指脏腑的生理功能和病理表现于外的征象。

脏腑，是内脏的总称。按照其生理功能特点可分为五脏、六腑和奇恒之腑。五脏，即心、肝、脾、肺、肾；六腑，即胆、胃、小肠、大肠、膀胱、三焦；奇恒之腑，即脑、髓、骨、脉、胆、女子胞（子宫）。

	五脏	六腑	奇恒之腑
内容	心、肝、脾、肺、肾	胆、胃、小肠、大肠、膀胱、三焦	脑、髓、骨、脉、胆、女子胞
共同生理功能	化生和贮藏精气，五脏与精神活动关系密切	受盛和传化水谷	形态中空与六腑相同，功能上贮藏精气，与五脏相似，故称"奇恒之腑"

	五脏	六腑	奇恒之腑
生理特点	"藏精气而不泻""满而不能实"	"传化物而不藏""实而不能满"	"藏而不泻"

　　五脏多为实质性器官，其共同生理功能主要是化生气血，贮藏精气，具有"藏而不泻"的特点；六腑多为中空性器官，其共同生理功能主要为受盛和传化水谷，具有"泻而不藏"，以通为用的特点；奇恒之腑，因形态似腑而功能似脏，与脏腑有别，故名奇恒之腑。此外，脏腑学说认为，人的精神情志和意识思维活动与五脏的生理活动密切相关。

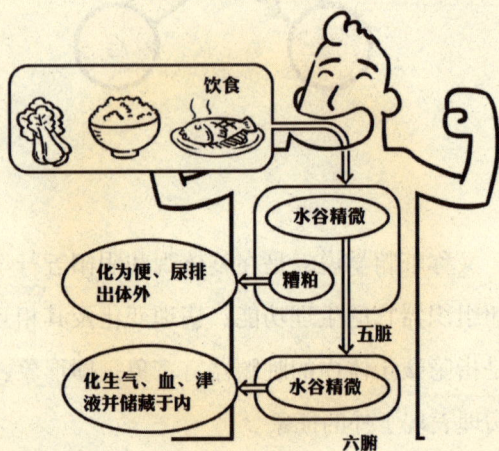

　　脏腑学说的主要特点是以五脏为中心的整体观。以五脏为中心，六腑、奇恒之腑、肢体官窍等通过经络相互联系，共同组成一个有机的整体。精、气、血、津液作为其生理活动的物质基础，相互协调，相互为用，以维持机体内、外环境的相对平衡和稳定，进行正常生命活动。脏与腑之间通过经络互为联系，各脏腑在生理功能上相互联系、相互制约、相互依存、相互为用。

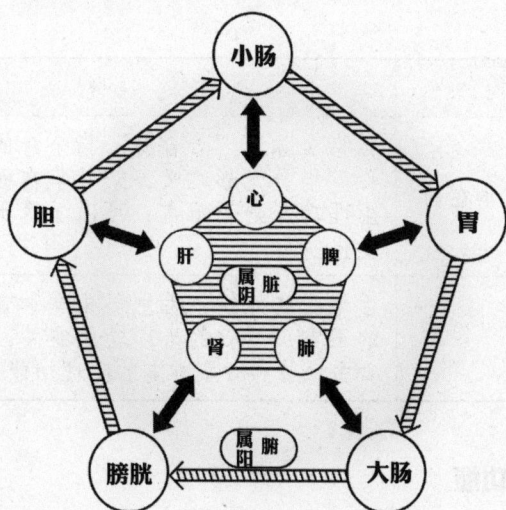

心的生理功能

生理功能	说明
主血脉	主血：全身的血都在脉中运行，依赖于心脏的搏动而输送到全身，发挥其濡养作用。 主脉：脉道的通利与否，及营气、血液的功能正常与否，直接影响着血液的正常运行。而血液的正常运行，必须以维持心脏正常搏动的充沛心气、血液充盈和脉道通利为前提条件
主神志（心主神明）	中医学脏象学说虽将人的精神、意识、思维活动分属于五脏，但主要归属于心的生理功能，故称"心主神明"，或称"藏神"。心为"五脏六腑之大主"。心主神志的物质基础为心主血脉，故《灵枢·本神》曰："心藏脉，脉舍神"
在志为喜	心的生理功能活动与精神情志的"喜"有关： ①适度的喜悦属良性刺激，有益于心主血脉等生理功能，故《素问·举痛论》曰："喜则气和志达，营卫通利" ②喜乐过度，又可使心神受伤。由于心为神明之主，不仅喜能伤心，而且五志过极均能损伤心神
在液为汗	由于汗为津液所化，血与津液同出一源，所以有"汗血同源""汗为心之液"之称

生理功能	说明
在体合脉，其华在面	脉指血脉，"心合脉"指全身的血脉都属于心。华是光彩之义，"其华在面"是指心的生理功能是否正常，可以显露于面部的色泽变化
在窍为舌	舌为心之外候，舌主司味觉和言语表达功能的正常，与心的生理功能有关，主要有赖于心主血脉和心主神志的生理功能

肺的生理功能

生理功能	说明		
主气、司呼吸	主一身之气	一身之气都归属于肺，由肺所主，体现在两个方面： ①气的生成，特别是宗气的生成，依赖肺吸入的清气与脾胃运化的水谷精气相结合 ②肺有节律的一呼一吸，对全身的气机具有调节作用	肺主一身之气和呼吸之气，实际上都属于肺的呼吸功能
	呼吸之气	肺是体内、外气体交换的场所，通过呼吸实现体内、外的气体交换	
主宣发和肃降	肺主宣发	肺气向上的升宣和向外的布散，主要体现在三个方面： ①通过肺的气化，排出体内的浊气 ②肺将脾所转输的津液和水谷精微，布散到全身，外达皮毛 ③宣发卫气，调节腠理开合和汗液的排泄	生理上相互依存、相互制约，病理上相互影响
	肺主肃降	肺气向下的通降和使呼吸道保持洁净的作用，也体现在三个方面： ①吸入自然界的清气 ②将吸入的清气和由脾转输至肺的津液和水谷精微向下布散 ③肃清肺和呼吸道内的异物，以保持呼吸道的洁净	

生理功能	说明	
通调水道	肺通过宣发和肃降对体内水液的输布、运行和排泄起着疏通和调节作用	故有"肺主行水""肺为水之上源"之说
朝百脉，主治节	肺朝百脉：指全身的血液都通过经脉而聚会于肺，通过肺的呼吸，完成气体交换，然后再输布到全身，即肺在血液运行过程中的输布和调节作用 肺主治节：即肺的治理和调节作用，是指肺对呼吸运动、全身气机、血液运行和津液代谢的调节作用，这也是对肺主要生理功能的高度概括	
在志为忧	忧指过度的忧愁和悲伤，属非良性刺激的情绪，能使气不断消耗，从而伤肺，同时，肺虚也易产生悲忧的情绪变化	
在液为涕	鼻黏膜分泌的黏液与肺有关，也是肺的外候	
在体合皮，其华在毛	肺通过宣发卫气，输精于皮毛，使皮肤致密、毫毛光泽，并有抵御外邪侵袭的作用。皮毛受邪，也可影响及肺	
在窍为鼻	鼻的嗅觉、喉部的发音与肺相关，主要依赖于肺主气、司呼吸的生理功能。喉为肺之门户	

脾的生理功能

	定义	分类特点	生理作用
主运化	指脾具有把水谷化为精微，并将精微物质转输至全身的生理功能	运化水谷是指对饮食物的消化和吸收，即脾通过其运化功能，将水谷化为精微，再通过其转输和散精功能，将水谷精微"灌溉四旁"，布散至全身。"脾胃为后天之本，气血生化之源"	是精、气、血、津液化生的基础，也是脏腑、经络、四肢百骸以及筋肉皮毛等组织的营养来源
		运化水液是指脾对水液的吸收、转输和布散作用，即脾将被吸收的水谷精微中多余水分，及时地传输至肺和肾，通过肺、肾的气化功能，化为汗和尿排出体外	脾运化水液功能正常，则能防止水液在体内发生不正常停滞，从而防止湿、痰、饮等病理产物的生成

	定义	分类特点	生理作用
主升清		指脾将水谷精微等营养物质吸收并上输于心、肺、头目，通过心、肺的作用化生气血，以营养全身。"升清"是指脾气的运动特点，与胃的降浊相对而言	保证了水谷精微等营养物质的吸收和输布正常。同时由于脾气的升发，也能使机体内脏不致下垂
主统血		指脾有统摄血液在经脉之中流行，防止逸出脉外的功能	其统血的主要机理在于气的固摄作用，还与脾的运化，以及气血生化健旺有关
在志为思		思，即思考、思虑，是人体的一种思维活动	若思虑过度，就会影响机体正常的生理运动，尤其是气的正常运行，导致气滞和气结，影响脾的升清作用，进而导致不思饮食、脘腹胀闷、头目眩晕等
在液为涎		唾液中较清稀者，称为涎	正常情况下，涎液上行于口，但不溢于口外。若脾胃不和，则会出现涎流剧增、口涎自出等
在体合肌肉，主四肢		全身的肌肉都需要依靠脾胃运化的水谷精微的营养，才能发达、丰满、健壮	《素问·痿论》有"脾主身之肌肉""治痿独取阳明"之说
		四肢，又称"四末"，其营养的输送，全赖于清阳的升腾宣发、脾主运化和升清的作用	脾气健运则四肢营养充足，活动轻劲有力，故《素问·阴阳应象大论》说："清阳实四肢"
在窍为口，其华在唇		指饮食口味等与脾的运化功能相关，与全身气血是否充盈有关，因而也是脾胃运化功能的反映，故《素问·五脏生成篇》说："脾之合肉也，其荣唇也"	

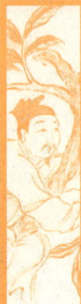

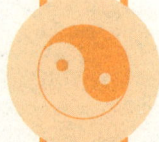

中医启蒙丛书

零起点学中医

肝的生理功能

	主疏泄	主藏血
定义	疏，即疏通 泄，即发泄、升发	指肝有贮藏血液和调节血量的生理功能
生理特点	肝为刚脏，主升、主动	①肝内必须贮存一定的血量，以制约肝的阳气升腾，勿使过亢，以维护肝的疏泄功能，使之冲和条达
功能	①调畅气机，对气的升降出入的平衡协调起着调节作用 ②促进脾胃的运化功能 ③调畅情志	②肝藏血，亦有防止出血的重要作用 ③肝藏血还包含着调节人体各部分血量分配，特别是对外周血量的调节起主要作用
生理作用	①肝的疏泄功能正常，则气机调畅，气血和调，经络通利，脏腑、器官等的活动也就正常 ②肝的疏泄异常，则可出现肝失疏泄或疏泄太过的病理变化 ③通过调节脾的升清与胃的降浊的协调平衡和胆汁的分泌来完成 ④肝通过调畅气机，使气血和调，达到调畅情志的目的。反之，反复持久的情志异常，也会影响肝的疏泄功能 ⑤妇女的排卵、月经来潮和男子的排精，与肝的疏泄也有密切的关系	藏象学说中还有"肝藏魂"之说，因魂为神之变，与神一样，都以血为物质基础，肝藏血，故藏魂
在志为怒	怒是人们在情绪激动时的一种情志变化，大怒则属于一种不良刺激，可使气血上逆，阳气升泄 因肝主疏泄，阳气升发为肝之用，故肝在志为怒 大怒会造成阳气升发太过而伤肝；反之，若肝阴血不足，阴不制阳，则稍遇刺激，即易发怒	
在液为泪	泪有濡润和保护眼睛的功能 在正常情况下，泪液的分泌濡润而不外溢 病理情况下，泪液分泌异常，多见肝血不足、风火赤眼、肝经湿热，及情绪变化等情况，故肝在液为泪	
在体合筋，其华在爪	筋即筋膜，附着于骨而聚于关节，是联结关节、肌肉的一种组织 筋和肌肉的收缩和弛张，是肢体关节活动的动力 由于筋膜有赖于肝血的滋养，故肝主筋，筋得肝血之充养，则运动有力而灵活，故又有肝为"罢极之本"之说 爪甲为筋的延续，故称"爪为筋之余"。肝血的盛衰可影响爪甲的荣枯，同时爪甲也是肝血多少的外候，故其华在爪	

	主疏泄	主藏血
在窍为目	目，又称"精明" 目的视力有赖于肝气之疏泄和肝血之营养，故肝开窍于目 五脏六腑之精气皆上注于目，目与五脏六腑都有内在联系，故又有"五轮学说"	

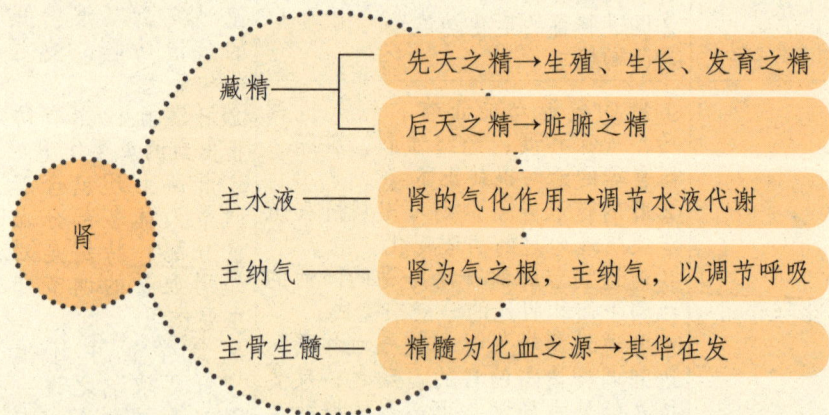

肾

藏精 ——┤ 先天之精→生殖、生长、发育之精
         └ 后天之精→脏腑之精

主水液 —— 肾的气化作用→调节水液代谢

主纳气 —— 肾为气之根，主纳气，以调节呼吸

主骨生髓 —— 精髓为化血之源→其华在发

六腑的生理功能

六腑的共同功能为传化物，生理特性为泻而不藏，以通降为用，各自的生理功能如下：

胆 { 贮存与排泄胆汁、助消化 / 主决断，与人的勇怯有关 } "中正之官，决断出焉"

胃 { 受纳、腐熟水谷 / 其气宜降则和 } 脾胃为"仓廪之官，五味出焉"

小肠 { 受盛化物 / 泌别清浊，主液 } "受盛之官，化物出焉"

大肠 { 传导糟粕 / 排泄大便，主津 } "传导之官，变化出焉"

膀胱 { 贮存尿液 / 排泄尿液 } "州都之官，津液藏焉，气化则能出矣"

三焦 $\left\{\begin{array}{l}\text{通行诸气}\\\text{运行水液}\end{array}\right\}$ "决渎之官，水道出焉"

肝和胆的功能

肝有储藏血液的功能，还能调节气的流动。因此，只有肝的功能正常，气和血的流动才能够顺利进行。此外，肝还有控制血流、调节全身血量的作用。肝的功能对情绪的变化也有很大的影响。肝还可以协助消化器官运转，帮助消化。肝在推动脾胃等消化器官运转的同时，还能够促进胆汁的生成。胆汁短暂地贮藏于胆中，然后排出到小肠中，帮助脾胃进行消化运动。

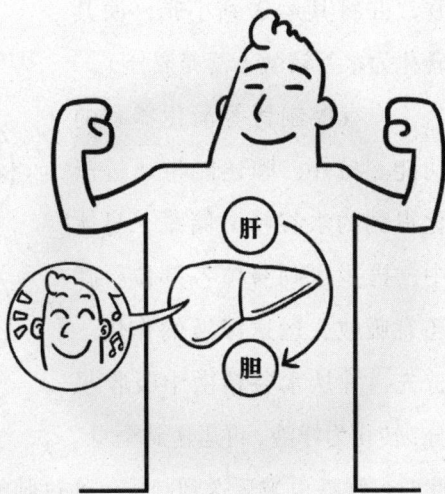

心与小肠的作用

心的作用大致分为两个方面。第一个作用是运送血液到达全身各个部位。在心气的作用下，心脏像泵一样，将血液挤压出去，运送到全身。凭借这一功能，心脏同时把血中的各种营养物质运送到各个脏腑组织，使其正常运行。心的另一个作用是控制人的精神、意识和思想。心的作用正常则精神安定、意识和思考清晰。小肠具有将胃消化后的食物进一步消化，并将水谷精微和食物糟粕分开的功能。这一

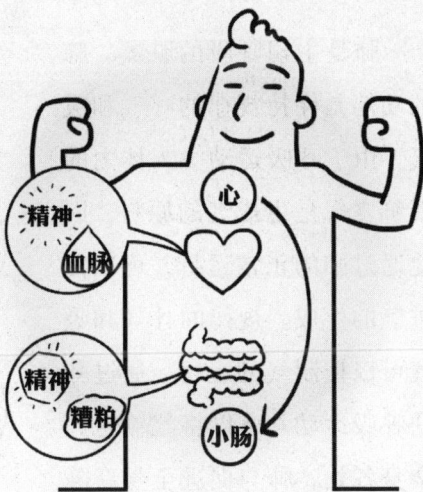

功能是依靠心气推动到小肠的，小肠得到温煦才能正常运行。

脾和胃的功能

　　胃的功能是消化摄入的食物，并将其运送到小肠，使其转化为水谷精微（营养成分）。

　　脾有控制胃等消化器官的功能。另外，脾还能将通过消化得到的水谷精微储藏于身体中，再运送到身体各部位。脾还有吸收、运送津液的作用。首先，脾从水谷精微中吸收水分，转化为津液，再运送到全身。

此时，津液也被运送到肺部，通过肺的作用促进津液的输布。另外，多余的水分也从脾运送到肺，再通过汗液或尿液排出体外。另外，脾还有控制血液不外漏，防止血溢脉外的功能。

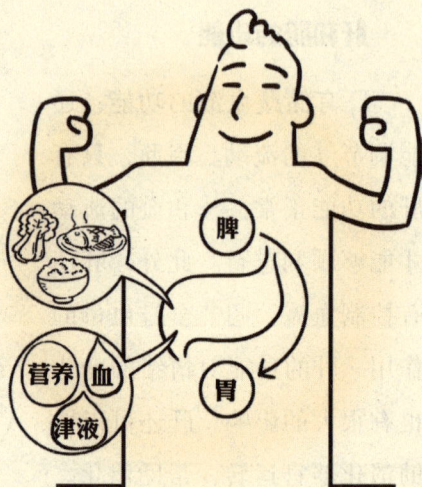

肺和大肠的功能

　　肺是主司呼吸的脏器，肺的功能是保持规律的呼气和吸气。由于呼吸运动吸入体内的新鲜空气是生成气的原料，因此通过肺的正常运行，可以促进气的生成。规律的呼气和吸气可以控制气的运行。通过肺的呼吸运动，可以将气输送到全身各处。肺与促进全身新陈代谢等功能也密切相关。此外，肺还具有控制津液的输送和排泄的功能。从脾运送到肺的津液，又被肺

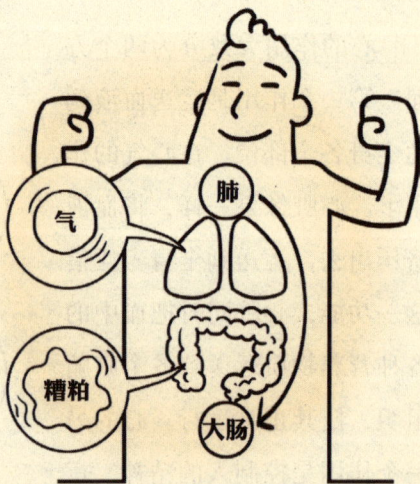

输布到全身各处，通过汗液排出，余下的部分津液被运送到膀胱，排出体外。

大肠具有将糟粕中的水分吸收后，使其转化为粪便的作用。此功能也是在肺的作用下才能顺利实现的。相反地，大肠的功能也能协助肺的呼吸作用。

肾和膀胱的功能

肾具有贮藏精气的作用。精气是维持人体功能的能量源，从父母那里秉承的先天之精气一般储藏在肾脏中。另一方面，从饮食中提炼的后天之精气，除了一部分供给五脏六腑外，多余的精气也贮藏于肾。这种贮藏于肾的精气与生长、发育密切相关，肾精充足，则骨骼、牙齿、毛发等都能顺利生长。另外，肾的精气还能产生促进生殖功能成熟的物质，称为天癸。天癸促成男子精液的形成，还可以使女子月经来潮。

肾还可以调节津液代谢。肾脏的生理功能正常，津液才能均衡地输布于全身各处，多余的水分也能够正常排出体外，即将多余的水分转化成尿，排出体外。膀胱的功能也是由肾脏控制的。此外，肾脏还能加强肺的生理功能，具有维持规律的呼吸运动的作用。

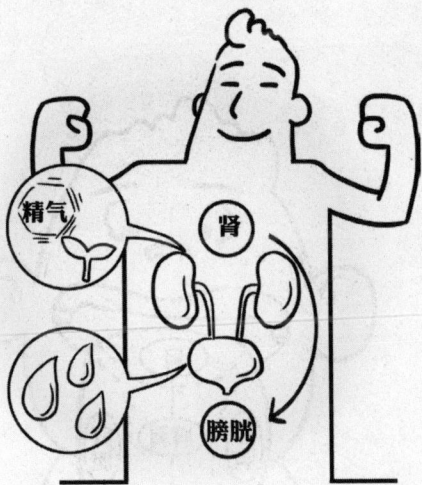

中医四诊

诊法，即中医诊察收集病情资料的基本方法。主要包括望、闻、问、切四诊。

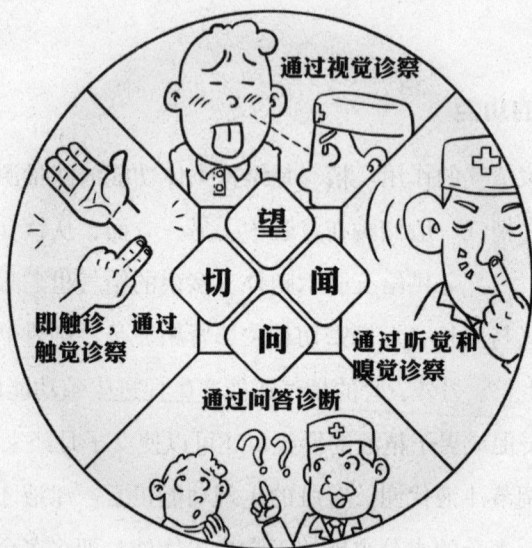

一、望诊

望诊是医生运用视觉察看病人的神、色、形、态、舌象、头面、五官、四肢、二阴、皮肤以及排出物等，以发现异常表现，了解病情的诊察方法。

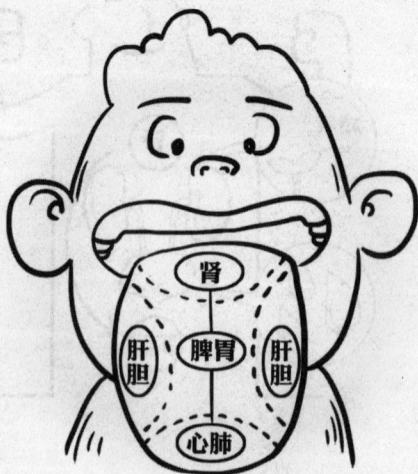

（一）望五色

1. 青色　主寒证、痛证、血瘀证和惊风证。

面色淡青或面色青黑	多为实寒证，剧痛
面色淡青或青黑	属寒盛，痛剧
面色、口唇青紫	多属心气、心阳虚衰，血行瘀阻
面色青黄（即面色青黄相间，又称苍黄）	属肝郁脾虚
小儿眉间、鼻柱、唇周显现青色	小儿惊风或欲作惊风

2. 赤色　主热证，亦见于戴阳证。

满面通红	属实热证
午后两颧潮红	属阴虚证
久病重病面色苍白，却时而颧颊泛红，游移不定	戴阳证

3. 黄色　主脾虚、湿证。

面色萎黄	脾胃气虚
面黄虚浮	脾虚湿蕴
面目肌肤俱黄	称为黄疸。其色鲜明如橘皮者，为阳黄，属湿热；其色晦暗如烟熏者，为阴黄，属寒湿

4. 白色　主虚证（包括血虚、气虚、阳虚）、寒证、脱血、夺气。

面色淡白无华	血虚证或失血证
面色㿠白虚浮	阳虚水泛
面色苍白	阳气暴脱或阴寒内盛

5. 黑色 主肾虚、寒证、水饮、血瘀、剧痛。

面色黑而暗淡	多属肾阳虚
面色黑而干焦	多属肾阴虚
眼眶周围见黑色	多属肾虚水饮内停，或寒湿带下
面色黧黑，肌肤甲错	多由血瘀日久所致

（二）望舌色

	舌象	临床意义
淡红舌	舌色淡红润泽、白中透红	为气血调和的征象，常见于正常人。病中见之多属病轻
淡白舌	比正常舌色浅淡，白色偏多红色偏少，舌色白，几无血色者，称为枯白舌	主气血两虚、阳虚；枯白舌主脱血夺气
红舌	较正常舌色红，甚至呈鲜红色。红舌可见于整个舌体，亦可只见于舌尖、舌两边	主实热、阴虚。由于血得热则循行加速，舌体脉络充盈。或因阴液亏乏，虚火上炎，故舌色鲜红。舌色稍红，或仅舌边尖略红者，多属外感风热表证初起；舌体不小，色鲜红者，多属实热证
绛舌	较红舌颜色更深，或略带暗红色	主里热亢盛
紫舌	全舌呈紫色，或局部有青紫斑点。舌淡而泛青紫者，为淡紫舌；舌红而泛紫色者，为紫红舌；舌绛而泛紫色者，为紫绛舌；舌体局部出现青紫色斑点，大小不等，不高于舌面者，为斑点舌	主血行不畅

中医启蒙丛书 零起点学中医

（三）望舌苔颜色

	白苔	黄苔	灰黑苔
特征	舌面上所附着的苔垢呈白色	舌苔呈黄色	苔色浅黑称为灰苔，苔色深灰称为黑苔，故常并称为灰黑苔
临床意义	可为正常舌苔，病中多主表证、寒证、湿证	主热证、里证	主阴寒内盛，或里热炽盛等

二、闻诊

闻诊是医生运用听觉诊察病人的语言、呼吸、咳嗽、呕吐、嗳气、肠鸣等声音，以及运用嗅觉嗅病人发出的异常气味、排出物的气味，以了解病情的诊察方法。

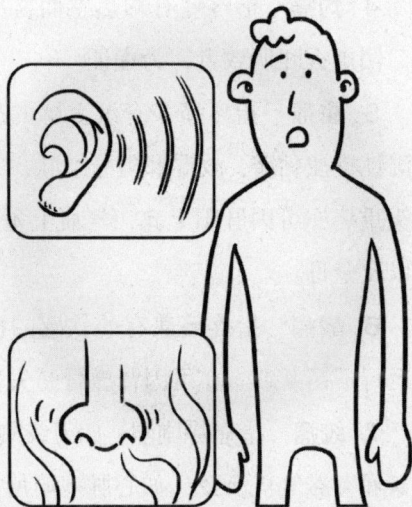

三、问诊

问诊是询问病人有关疾病的情况、自觉症状、既往病史、生活习惯等，从而了解病人的各种病态感觉以及疾病的发生、发展、诊疗等情况的诊察方法。

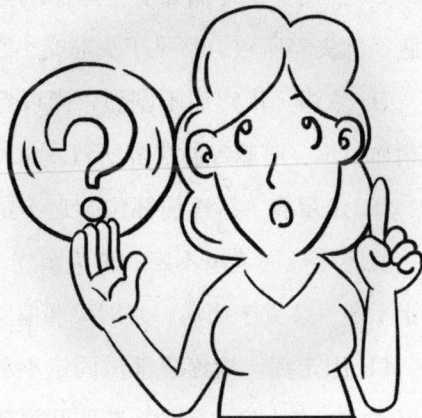

问疼痛

1. 胀痛　指疼痛兼有胀感的症状，是气滞作痛的特点。如胸、胁、脘、腹胀痛，多由气滞所致。若头目胀痛，则多因肝火上炎或肝阳上亢所致。

2. 刺痛　指疼痛如针刺之状的症状，是瘀血致痛的特点。如胸、胁、脘、腹等部位刺痛，多是瘀血阻滞，血行不畅所致。

3. 冷痛　指疼痛有冷感而喜暖的症状，常见于腰脊、脘腹、四肢关节等处。寒邪阻滞经络所致者，为实证；阳气亏虚，脏腑经脉失于温煦所致者，为虚证。

4. 灼痛　指疼痛有灼热感而喜凉的症状，火邪窜络所致者，为实证。阴虚火旺所致者，为虚证。

5. 重痛　指疼痛兼有沉重感的症状，多因湿邪困阻气机所致。由于湿性重浊黏滞，故湿邪阻滞经脉，气机不畅，使人有沉重而痛的感觉。但头重痛亦可因肝阳上亢，气血上壅所致。重痛常见于头部、四肢、腰部以及全身。

6. 酸痛　指疼痛兼有酸软感的症状，多因湿邪侵袭肌肉关节，气血运行不畅所致。亦可因肾虚骨髓失养引起。

7. 绞痛　指痛势剧烈，如刀绞割的症状，多因有形实邪阻闭气机，或寒邪凝滞气机所致。如心脉痹阻所引起的真心痛，结石阻滞胆管所引起的上腹痛，寒邪犯胃所引起的胃脘痛等，皆具有绞痛的特点。

8. 空痛　指疼痛兼有空虚感的症状，多因气血亏虚，阴精不足，脏腑经脉失养所致。常见于头部或小腹部等处。

9. 隐痛　指疼痛不剧烈，尚可忍耐，但绵绵不休的症状，多因阳气精血亏虚，脏腑经脉失养所致。常见于头、胸、脘、腹等部位。

10. 走窜痛　指疼痛部位游走不定，或走窜攻冲作痛的症状。若胸胁、脘腹疼痛而走窜不定，称为窜痛，多因气滞所致；四肢关节疼痛而游走不定，多见于痹病，多因风邪偏胜所致。

11. 固定痛　指疼痛部位固定不移的症状。若胸、胁、脘、腹等处固定作痛，多由瘀血所致；若四肢关节固定作痛，多因寒湿、湿热阻滞，或热壅血瘀所致。

12. **掣痛**　指抽掣牵引作痛，由一处连及他处的症状，也称引痛、彻痛。多因筋脉失养，或筋脉阻滞不通所致。

四、切诊

切诊是医生用手触按病人的动脉脉搏、肌肤、手足、胸腹、腧穴等部位，测知脉象变化及有关异常征象，从而了解病变情况的诊察方法。

寸口又称气口或脉口。单独切按桡骨茎突内侧一段桡动脉的搏动，根据其脉动形象，推测人体生理、病理状况的一种诊察方法。

寸口脉分为寸、关、尺三部。以腕后高骨（桡骨茎突）为标记，其内侧的部位关前（腕侧）为寸，关后（肘侧）为尺。两手各有寸、关、尺三部，共六部脉。寸、关、尺三部又可施行浮、中、沉三候。

寸口三部分候脏腑

寸口	寸	关	尺
左	心 膻中	肝胆 膈	肾 小腹（膀胱、小肠）
右	肺 胸中	脾胃	肾 小腹（大肠）

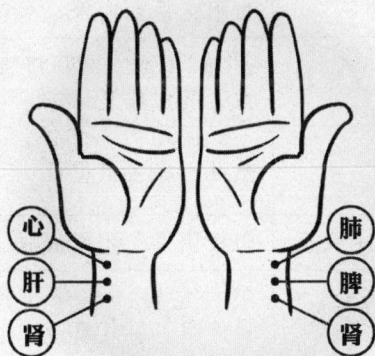

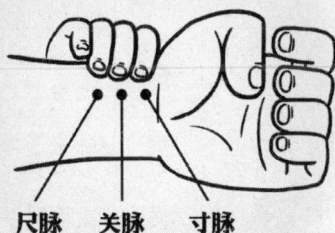

心　肝　肾　　　肺　脾　肾

尺脉　关脉　寸脉

按浮、沉、迟、数、虚、实六个纲脉加以归类比较。

脉纲	共同特点	相类脉		
		脉名	脉象	主病
浮脉类	轻取即得	浮	举之有余，按之不足	表证，亦见于虚阳浮越证
		洪	脉体阔大，充实有力，来盛去衰	热盛
		濡	浮细无力而软	虚证，湿困
		散	浮取散漫而无根，伴至数或脉力不匀	元气离散，脏气将绝
		芤	浮大中空，如按葱管	失血，伤阴之际
		革	浮而搏指，中空边坚	亡血，失精，半产，崩漏
沉脉类	重按始得	沉	轻取不应，重按始得	里证
		伏	重按推至筋骨始得	邪闭，厥病，痛极
		弱	沉细无力而软	阳气虚衰，气血俱虚
		牢	沉按实大弦长	阴寒内积，疝气，癥积
迟脉类	一息不足四至	迟	一息不足四至	寒证，亦见于邪热结聚
		缓	一息四至，脉来怠缓	湿病，脾胃虚弱，亦见于平人
		涩	往来艰涩，迟滞不畅	精伤，血少，气滞，血瘀，痰食内停
		结	迟而时一止，止无定数	阴盛气结，寒痰瘀血，气血虚衰
数脉类	一息五至以上	数	一息五至以上，不足七至	热证，亦主里虚证
		疾	脉来急疾，一息七八至	阳极阴竭，元气欲脱
		促	数而时一止，止无定数	阳热亢盛，瘀滞，痰食停积，脏气衰败
		动	脉短如豆，滑数有力	疼痛，惊恐

脉纲	共同特点	相类脉		
		脉名	脉象	主病
虚脉类	应指无力	虚	举按无力，应指松软	气血两虚
		细	脉细如线，应指明显	气血俱虚，湿证
		微	极细极软，似有似无	气血大虚，阳气暴脱
		代	迟而中止，止有定数	脏气衰微，疼痛、惊恐、跌仆损伤
		短	首尾俱短，不及本部	有力主气郁，无力主气损
实脉类	应指有力	实	举按充实而有力	实证，亦见于平人
		滑	往来流利，应指圆滑	痰湿，食积，实热，亦见于青壮年、孕妇
		弦	端直以长，如按琴弦	肝胆病，疼痛，痰饮，亦见于老年健康者
		紧	绷急弹指，状如转索	实寒证，疼痛，宿食
		长	首尾端直，超过本位	阳气有余，阳证，热证，实证，亦见于平人
		大	脉体宽大，无汹涌之势	健康人，亦见于病进

（一）脘腹分区及所候

（1）膈以下统称腹部。

（2）剑突的下方，称为心下。

（3）心下的上腹部，称胃脘部。

（4）脐以上的部位称大腹。

（5）有称脐周部位为脐腹者。

（6）脐以下至耻骨上缘称小腹。

（7）小腹的两侧称少腹。

（8）按腹部主要是诊断肝、胆、脾、胃、肾、小肠、大肠、膀胱、胞宫及其附件组织的病证。

（9）一般肝脏诊区位于大腹右上方至右肋缘下及剑突下方。

（10）脾脏诊区位于大腹左侧上方至左肋缘下方。

（11）胆位于大腹右侧，腹直肌外缘与肋缘交界处。

（12）胃位于上腹部偏左。

（13）肠位于脐周围（十二指肠在脐右上方，小肠及肠管在脐周围，乙状结肠在左髂窝部，盲肠位于右下腹）。

（14）肾脏诊区位于腰部左、右肋缘下方。

（15）膀胱、胞宫位于小腹部耻骨联合的上方。

（16）胞宫、附件位于左、右少腹部。

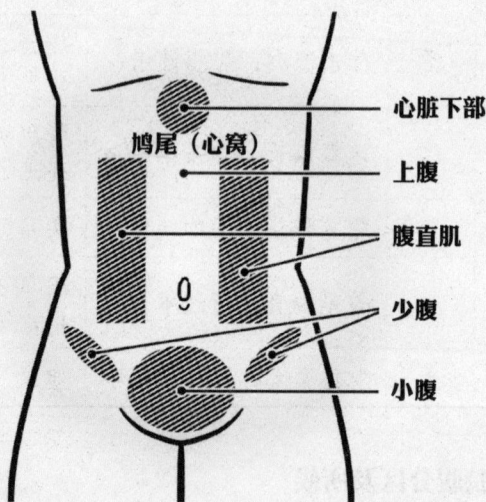

（二）脘腹按诊的内容

（1）正常情况下，除大肠（结肠）、膀胱（充盈时）按诊可触及外，其他脏器一般不能触及。

（2）腹部按之肌肤凉而喜温者，属寒证。

（3）腹部按之肌肤灼热而喜凉者，属热证。

（4）腹痛喜按者，多属虚证。

（5）腹痛拒按者，多属实证。

（6）全腹紧张度降低，触之松软无力，多见于久病重病之人，精气耗损，气血亏虚以及体弱年老之人和经产妇等。

（7）全腹紧张度消失，多见于痿病和脊髓受损导致腹肌瘫痪等。

（8）全腹高度紧张，状如硬板，常因急性胃肠穿孔或脏器破裂引起。

（9）右下腹紧张者，多见于肠痈病人。

（10）湿热蕴结胆腑，胆汁淤滞者，可见右上腹紧张。

（11）脘腹部按之手下饱满充实而有弹性，有压痛者，多为实满。

（12）脘腹部虽然膨满，但按之手下虚软而缺乏弹性，无压痛者，多属虚满。

（13）脘部按之有形而胀痛，推之辘辘有声者，为胃中有水饮。

（14）腹部高度胀大，如鼓之状者，称为鼓胀。

（15）鉴别鼓胀类别时，医生双手分置于腹部两侧相对位置，一手轻轻叩拍腹壁，另一手若有波动感，按之如囊裹水者，为水鼓；一手轻轻叩拍腹壁，另一手无波动感，以手叩击，如击鼓之膨膨然者，为气鼓。

（16）当腹腔内有过多液体潴留时，因重力的关系，可通过体位的改变，在腹腔低处叩击出浊音。

（17）若肠内有气体存在，叩击呈鼓音，此鼓音区域多漂浮在腹水浊音区之上。

（18）肥胖之人腹大如鼓，按之柔软，无脐突，无病证表现者，不属病态。

（19）肿块推之不移，痛有定处者，为癥积，病属血分。

（20）肿块推之可移，或痛无定处，聚散不定者，为瘕聚，病属气分。

（21）肿块大者，为病深。

（22）形状不规则，表面不光滑者，为病重。

（23）坚硬如实者，为恶候。

（24）若腹中结块，按之起伏聚散，往来不定，或按之形如条索状，久按转移不定，或按之手下如蚯蚓蠕动者，多为虫积。

（25）小腹部触及肿物，若触之有弹性，不能被推移，呈横置的椭圆或球形，按压时有压痛，有尿意，排空尿后肿物消失者，多为因积尿所致而胀大的膀胱。

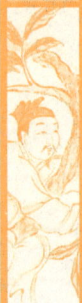

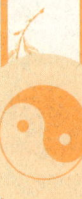

（26）排空尿后小腹肿物不消，若系妇女停经后者，多为怀孕而胀大的胞宫；否则可能是石瘕等胞宫或膀胱的肿瘤。

（27）腹痛喜按，按之痛减，腹壁柔软者，多为虚证，常见的有脾胃气虚等。

（28）腹痛拒按，按之痛甚，并伴有腹部硬满者，多为实证，如饮食积滞，胃肠积热之阳明腑实、瘀血肿块等。

（29）局部肿胀拒按者，多为内痈。

（30）按之疼痛，固定不移，多为内有瘀血。

（31）按之胀痛，病处按此及彼者，为病在气分，多为气滞气闭。

（32）腹部压痛的出现，多表示该处腹腔内的脏器有损害。

（33）右季肋部压痛，见于肝、胆、右肾和降结肠的病变。

（34）上腹部压痛，见于肝、胆、胃、胰和横结肠病变。

（35）左季肋部压痛，见于脾、左肾、降结肠等病变。

（36）右腰部压痛，多见于肾和升结肠病变。

（37）脐部压痛，见于小肠、横结肠、输尿管病变。

（38）左腰部压痛，见于左肾、降结肠病变。

（39）下腹部压痛，常见于膀胱疾病、肠痈或女性生殖器官病变。

（40）左少腹作痛，按之累累有硬块者，多为肠中有宿粪。

（41）右少腹作痛而拒按，或出现反跳痛（按之局部有压痛，若突然移去手指，腹部疼痛加剧），或按之有包块应手者，常见于肠痈等病。

（42）妇女妊娠3个月后，一般可以在其小腹部触及胀大的胞宫。

（43）妊娠5～6个月时，胞宫底约与脐平。

（44）妊娠7月时，胞宫底在脐上3横指。

（45）妊娠9月至足月时，胞宫底在剑突下2横指。

（46）如妊娠后腹形明显大于正常，皮肤光亮，按之胀满者，多为胎水肿满。

（47）如腹形明显小于正常，而胎儿尚存活者，多为胎萎不长。

（48）正常人的肾脏一般不能触及，只有身材瘦长的人有时可以触及右肾的下极。

（49）当触及肾脏时，病人往往会有类似恶心的不适感觉。

（50）如在吸气时能触到 1/2 以上的肾脏，即可以诊断为肾下垂。

（51）当触及肾脏肿大时，多提示肾痈、肾盂积水或肾脏肿瘤。

中医八纲辨证

八纲，即阴、阳、表、里、寒、热、虚、实。它是根据四诊收集的各种病情资料，进行分析综合，以概括疾病的大致类别、部位、性质、邪正盛衰四方面的情况，从而归纳为八类基本证型，这就是八纲辨证。

八纲辨证是概括性的辨证纲领，是各种辨证的总纲。任何一种疾病，从类别上来说，不是阴证就是阳证；从病位上来说，不是表证就是里证；从性质上来说，不是寒证就是热证；从邪正盛衰上来说，不是虚证就是实证。尽管疾病的表现极其复杂多样，但运用八纲辨证可以提纲挈领地对其本质进行高度概括。

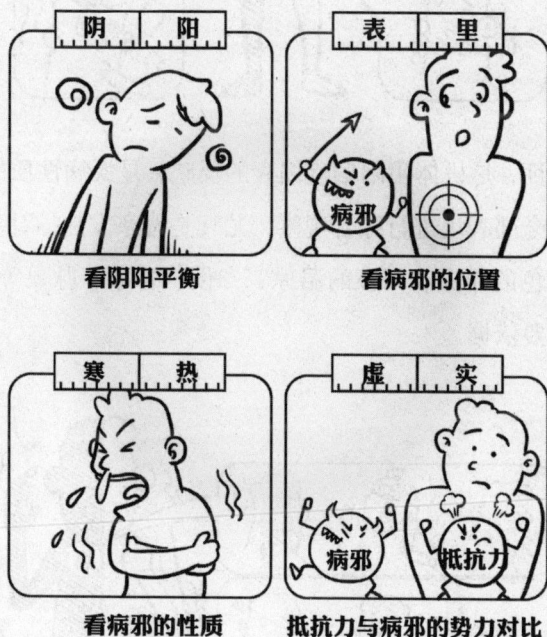

看阴阳平衡　　　　看病邪的位置

看病邪的性质　　　抵抗力与病邪的势力对比

表里是辨别病变部位内外浅深的两个纲领。表与里是相对的概念，如皮肤与筋骨相对而言，皮肤属表，筋骨属里；脏与腑相对而言，腑属表，脏属里；经络与脏腑相对而言，经络属表，脏腑属里；经络中三阳经与三阴经相对而言，三阳经属表，三阴经属里等。

表里主要代表辨证中病位的内外浅深。一般而论，身体的皮毛、肌腠在外，属表；血脉、骨髓、脏腑在内，属里。临床辨证时，一般把外邪侵犯肌表，病位浅者，称为表证；病在脏腑，病位深者，称为里证。但是表里证候的辨别主要是以临床表现为依据，因而不能把表里看作固定的解剖部位，不能机械地理解。

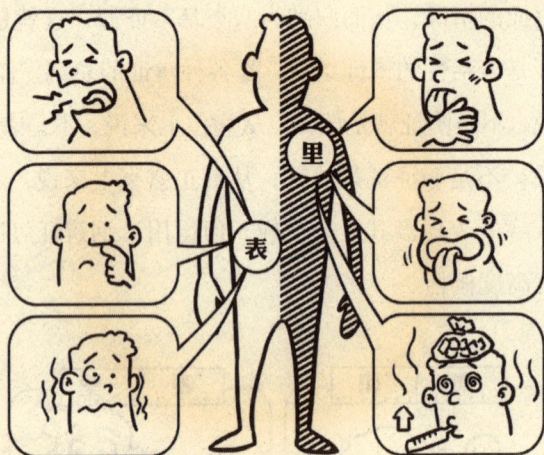

寒证与热证，是机体阴阳偏盛偏衰的反映，是疾病性质的主要体现，故应对疾病的全部表现进行综合观察，尤其是恶寒发热、对寒热的喜恶、口渴与否、面色的赤白、四肢的温凉、二便、舌象、脉象等，是辨别寒证与热证的重要依据。

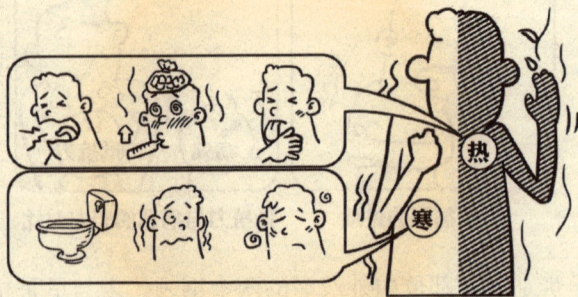

寒证、热证的鉴别

	寒证	热证
寒热喜恶	恶寒喜温	恶热喜凉
口渴	不渴	渴喜冷饮
面色	白	红
四肢	冷	热
大便	稀溏	秘结
小便	清长	短赤
舌象	舌淡苔白润	舌红苔黄
脉象	迟或紧	数

虚实是辨别邪正盛衰的两个纲领。主要反映病变过程中人体正气的强弱和致病邪气的盛衰。

虚证、实证的鉴别

	虚证	实证
病程	长（久病）	短（新病）
体质	多虚弱	多壮实
精神	萎靡	兴奋
声息	声低息微	声高气粗
疼痛	喜按	拒按
胸腹胀满	按之不痛，胀满时减	按之疼痛，胀满不减
发热	五心烦热，午后微热	蒸蒸壮热
恶寒	畏寒，得衣近火则减	恶寒，添衣加被不减
舌象	质嫩，苔少或无苔	质老，苔厚腻
脉象	无力	有力

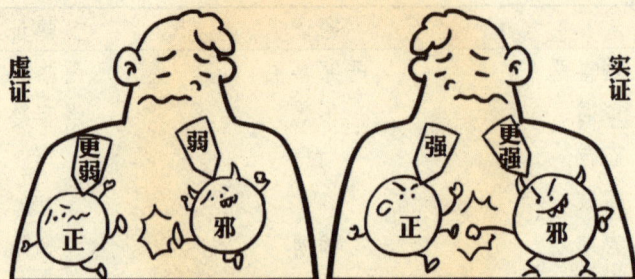

虚证　　　　　　　　　　　　　　　实证

虚证主要是由于正气虚弱引起的一类疾病。如果身体某处出现失调，就会导致正气的衰弱，此时即使身体遭到并不强大的邪气势力侵袭，也无法进行有效抵御，从而患病。实证是一种由于病邪势力过大引起的疾病。也就是说，虽然体内正气并不虚弱，但病邪势力较正气强大，正气斗争不过病邪，从而引起疾病的发生。

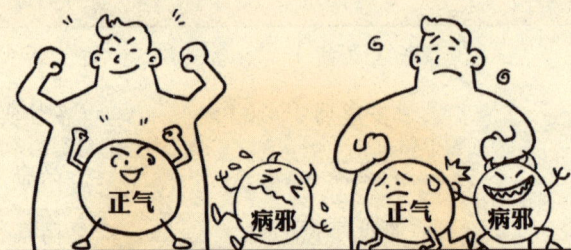

虚证疾病

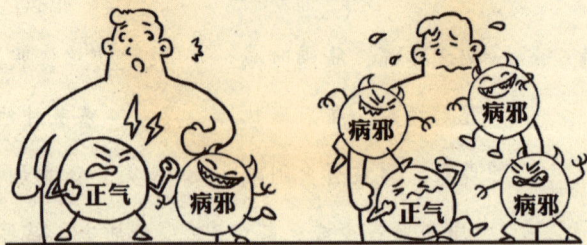

实证疾病

虚证感冒一般表现为身体倦怠乏力、低热以及轻微的咳嗽等症状。但是由于正气虚弱，因此恢复时间也较长，而且很容易转化为慢性病。

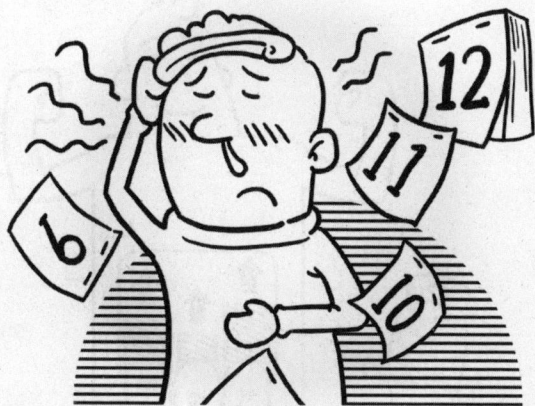

实证指的是正气虽然不弱，但无法抵挡强大的病邪攻势而导致的一种疾病状态。如平时很少感冒的人受到流感等强势病毒侵袭时发病，这样的情况一般属实证感冒。

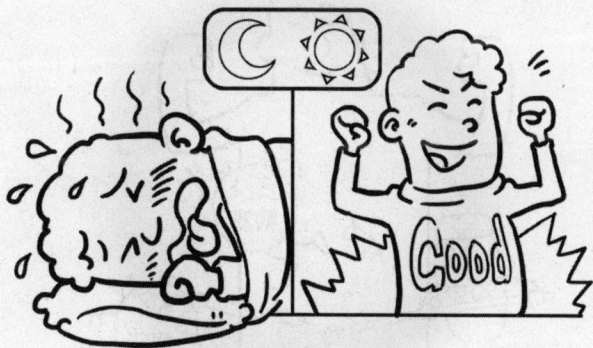

虚证病人在治疗疾病时，首先要考虑如何改善体力和恢复正气。因此，有必要查出正气衰弱的真正原因。一般正气衰弱表现为气、血、津液的不足以及脏腑功能失调等方面。如果能够找出身体哪方面失调，就可以对症下药，补其不足，调其失衡，从而达到治疗目的。

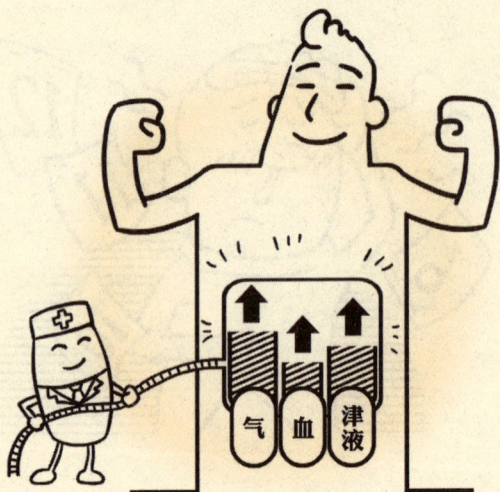

气　血　津液

对于实证病人，一般需要采用将病邪逐出体外的治疗措施。因此，首先应当分析确定病邪的类型，再据此找出适合的处方进行治疗。

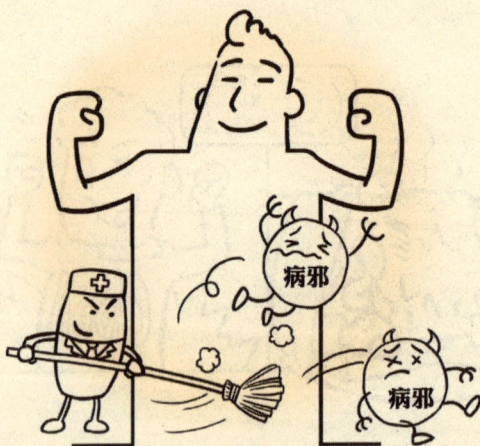

病邪

病邪

阴阳是八纲辨证的总纲。在诊断上，可根据临床上证候表现的病理性质，将一切疾病分为阴阳两个主要方面。阴阳，实际上是八纲的总纲，它可概括其他六个方面的内容，即表、热、实属阳，里、寒、虚属阴。故有人称八纲为"二纲六要"。在临床上，由于表、里、寒、热、虚、实之间有时是相互联系的，不能截然划分。因此，阴证和阳证之间有时也是不能截然分开的，往往出现阴中有阳、阳中有阴的复杂证候。

1. 阴证

（1）望诊：面色苍白或暗淡，身重蜷卧，倦怠无力，萎靡不振，舌质淡而胖嫩，舌苔润滑。

（2）闻诊：语声低微，静而少言，呼吸怯弱，气短。

（3）问诊：大便腥臭，饮食减少，口中无味，不烦不渴，或喜热饮，小便清长短少。

（4）切诊：腹痛喜按，身寒足冷，脉沉微细涩，弱迟无力。

2. 阳证

（1）望诊：面色潮红或通红，喜凉，狂躁不安，口唇燥裂，舌质红绛，苔色黄或老黄，甚则燥裂，或黑而生芒刺。

（2）闻诊：语声壮厉，烦而多言，呼吸气粗，喘促痰鸣，狂言叫骂。

（3）问诊：大便或硬或秘，或有奇臭，恶食，口干，烦渴引饮，小便短赤。

（4）切诊：腹痛拒按，身热足暖，脉浮洪数大，滑实而有力。

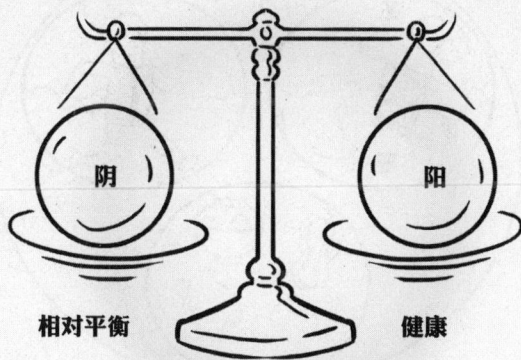

阴

阳

相对平衡

健康

中医强调"治未病"

预防是采取一定的措施，防止疾病的发生与发展。采取积极的预防或治疗手段，防止疾病的发生和发展，即"治未病"。治未病是中医治疗学的一个基本原则，包括未病先防和既病防变两个方面。

未病先防，即在疾病发生之前，做好各种预防工作，以防止疾病的发生。要防病必先强身，欲强身必重摄生。摄生又称养生，是根据生命发展的规律，采取能够保养身体、减少疾病、增进健康、延年益寿的手段，所进行的保健活动。中医养生学是在中华民族文化为主体背景下发生发展起来的，具有中医特色的，研究人类生命规律，阐述增强体质、预防疾病以延年益寿的理论和方法的学说。它把精、气、神作为人身之三宝，视为养生的核心，强调养生之道必须法于阴阳，和于术数，形神并养，协调阴阳，谨慎起居，和调脏腑，动静适宜，养气保精，综合调养。养生是最积极的预防措施，对增进健康、延年益寿、提高生命质量具有普遍意义。除摄生防病外，还应注意防止病邪的侵害。

既病防变，是指未病之时，注重防患于未然。一旦发病，当注意早期诊断和早期治疗。早期诊断以防止疾病由轻浅而危笃，所谓"见微知著，

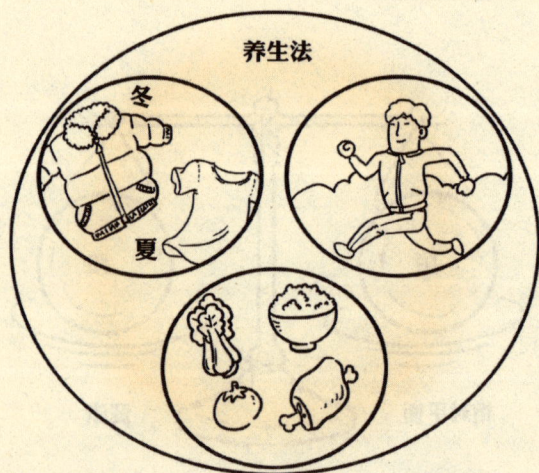

养生法

顺应季节生活、适度运动、合理饮食等

弥患于未萌，是为上工。"（《医学心悟》）早期治疗则可截断病邪传变途径，先安未受邪之地，以防止疾病传变。早期诊断、治疗，是既病防变的关键，一方面可控制病邪蔓延，另一方面又可以避免正气的过度损耗，易于治疗和恢复健康。

中医学十分重视对疾病的预防，不仅用阴阳学说来阐发摄生学说的理论，而且摄生的具体方法也是以阴阳学说为依据的。阴阳学说认为，人体的阴阳变化与自然界四时阴阳变化协调一致，就可以延年益寿。因而主张顺应自然，春夏养阳，秋冬养阴，精神内守，饮食有节，起居有常，做到"法于阴阳，和于术数"（《素问·上古天真论》）。借以保持机体内部以及机体内外环境之间的阴阳平衡，达到增进健康、预防疾病的目的。

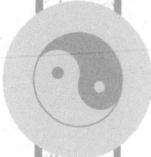

第二章
人为什么会生病的中医解释

中医看健康

　　世界卫生组织（WHO）对健康的定义是：健康不仅是没有疾病或衰弱现象，而是躯体上、精神上和社会适应上的一种完好状态。躯体完好状态指躯体结构、功能和代谢的正常，采用当今的科技手段未发现任何异常现象。精神完好状态指人的情绪、心理、学习、记忆及思维等处于正常状态，表现为精神饱满、乐观向上，愉快地从事工作和学习，能应对紧急的事件，处理复杂的问题。社会适应上的完好状态指人的行为与社会道德规范相吻合，能保持良好的人际关系，能在社会中承担合适的角色。这也是西医对健康的理解。那么中医对健康的理解是什么呢？中医学认为健康主要表现为以下三个方面。

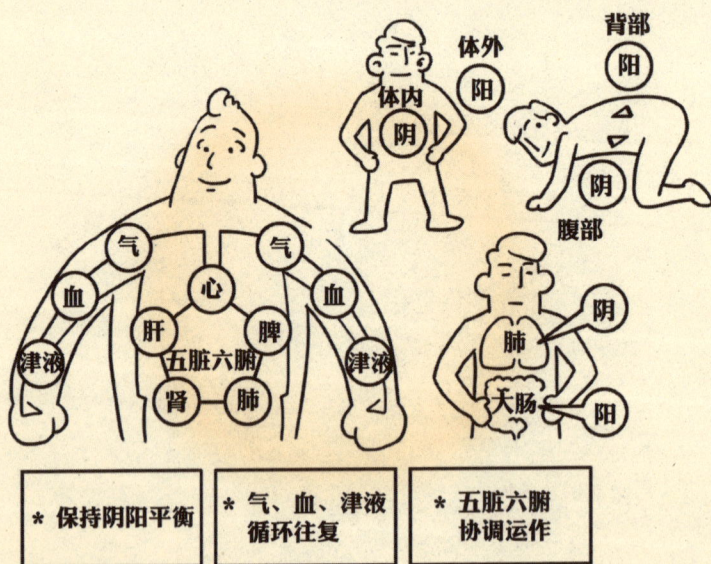

体外 阳
体内 阴

背部 阳
阴
腹部

气　气
血　心　血
肝　脾
津液　五脏六腑　津液
肾　肺

肺
阴
大肠　阳

* 保持阴阳平衡　| * 气、血、津液循环往复　| * 五脏六腑协调运作

　　第一，阴阳保持平衡。阴阳具有相反的性质，掌握好阴阳平衡，使之不偏向任何一方，就可以达到健康的目的。可是总有一些原因会造成阴阳失调，破坏身体平衡。所以通过调节阴阳的平衡，就可以恢复

健康。

第二，气、血、津液充沛运行。所谓气、血、津液是指血液、体液以及各种能量物质等，它们周而复始地循环于身体各部位，给身体提供营养。如果由于一些原因造成气、血、津液出现过量或不足以及循环障碍等问题，就会引起身体的不适。因此可以通过调整气、血、津液的量，使其均衡地循环于身体各部位，向全身组织供给营养，就可以保持身体健康。

第三，五脏六腑协调运作。五脏六腑是指包括消化器官、呼吸器官、循环器官以及泌尿器官在内的全部内脏系统。各个内脏器官并不是独立发挥作用的，它们通过相互作用，共同协调完成使气、血、津液循环于周身的任务。

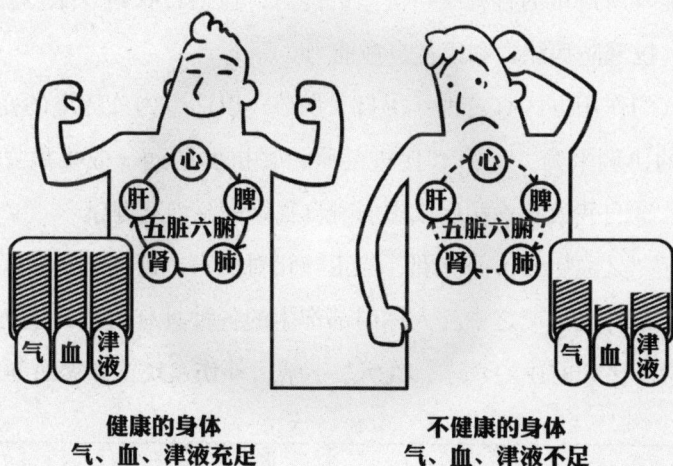

健康的身体
气、血、津液充足　　　**不健康的身体**
气、血、津液不足

生病与否取决于正与邪的较量

中医学认为，疾病的发生关系到正气和邪气两个方面，正气不足是发病的内在因素，邪气是导致发病的重要条件。内外环境通过影响正气和邪气的盛衰而影响人体的发病。如体质、精神状态以及遗传因素等影响着正气的强弱。若先天禀赋不足，体质虚弱，情志不畅，则正气减弱，抗病力衰退，邪气则易于入侵而发病。

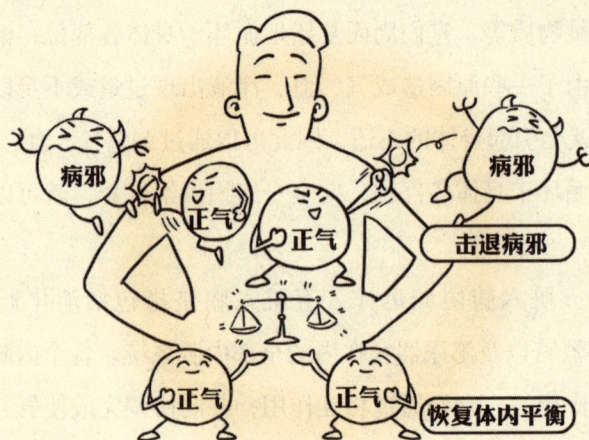

正气，简称正，通常与邪气相对而言，是人体功能的总称，即人体正常功能及所产生的各种维护健康的能力，包括自我调节能力、适应环境能力、抗邪防病能力和康复自愈能力。

正气的作用方式有三种：①自我调节，以适应内外环境的变化，维持阴阳的协调平衡，保持和促进健康；②抗邪防病，或疾病发生后驱邪外出；③自我康复，病后或虚弱时自我修复，恢复健康。

邪气，又称病邪，简称邪，与正气相对而言，泛指各种致病因素。包括存在于外界环境之中和人体内部产生的各种具有致病或损伤正气作用的因素。诸如前述的六淫、疫疠、七情、外伤及痰饮和瘀血等。

外因	指从外部侵入身体的病邪	一般分为风、寒、暑、湿、燥、火六种病邪。又被称为六淫或者六邪
内因	指每个人所具有的身体素质，即体质	还包括情绪变化等精神承受能力，是一种后天形成的综合体质。感情的变化用"喜、怒、思、忧、悲、恐、惊"七情表示
不内外因	指既不属于内因，也不属于外因的生活习惯方面的致病因素	如偏食、饮食不规律、疲劳、运动不足以及外伤等

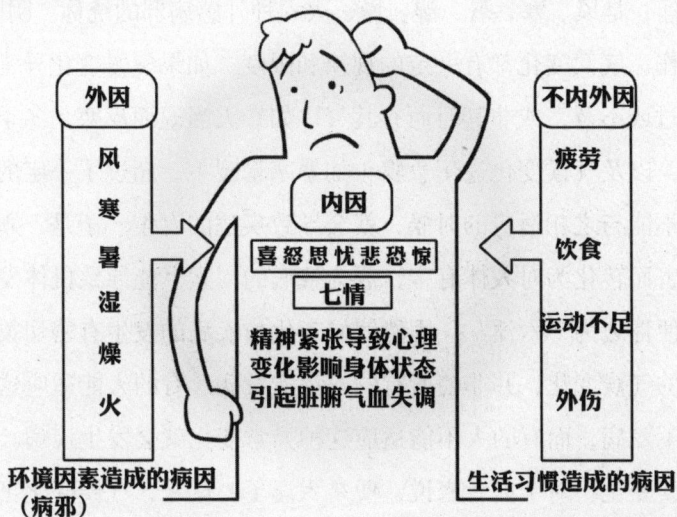

环境因素造成的病因
（病邪）

生活习惯造成的病因

六邪如何致病

　　六气，又称六元，是指风、寒、暑、湿、燥、火六种正常的自然界气候。六气的变化称之为六化。这种正常的气候变化，是万物生长的条件，对人体无害。由于机体在生命活动过程中，通过自身的调节机制产生了一定的适应能力，从而使人体的生理活动与六气的变化相适应。所以，正常的六气一般不易于使人发病。

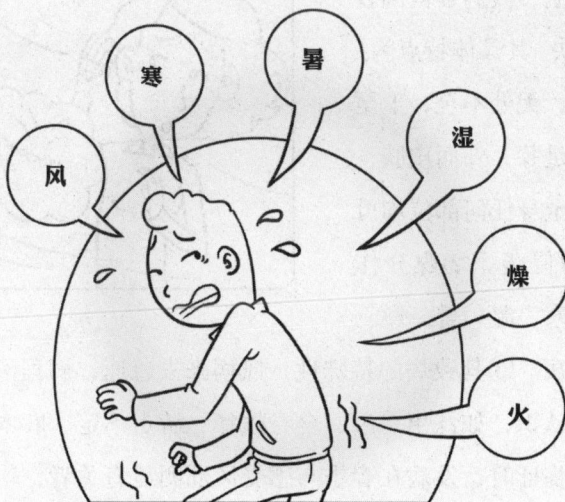

六淫，是风、寒、暑、湿、燥、火六种外感病邪的统称。阴阳相移，寒暑更作，气候变化都有一定的规律和限度。如果气候变化异常，六气发生太过或不及，或非其时而有其气（如春天当温而反寒，冬季当凉而反热），以及气候变化过于急骤（如暴寒暴暖），超过了一定的限度，使机体不能与之相适应的时候，就会导致疾病的发生。于是，六气由对人体无害而转化为对人体有害，成为致病的因素。能导致机体发生疾病的六气便称之为"六淫"。固然气候变化与疾病的发生有密切关系，但是异常的气候变化，并非使所有的人都能发病。有的人能适应这种异常变化就不发病，而有的人不能适应这种异常变化就会发生疾病。同一异常的气候变化，对于前者来说，便是六淫了。反之，气候变化正常，即使在风调雨顺、气候宜人的情况下，也会有人因其适应能力低下而生病。这种正常的六气变化对患病机体来说又是六淫了。由此可见，六淫无论是在气候异常还是正常的情况下，都是客观存在的。在这里起决定作用的因素是人们体质的差异、正气的强弱。只有在人体正气不足、抵抗力下降时，六气才能成为致病因素，侵犯人体而发病。就这一意义来说，六淫是一类因六气变化破坏了人体相对动态平衡，能引起外感病的致病因素。"六淫"又称"六邪"。

风为春令主气，与肝木相应。风邪为病，其病证范围较广，变化较快。其具体特点为：①遍及全身，无处不至，上至头部，下至足膝，外而皮肤，内而脏腑，全身任何部位均可受到风邪的侵袭。②媒介作用，即能与寒、湿、暑、燥、

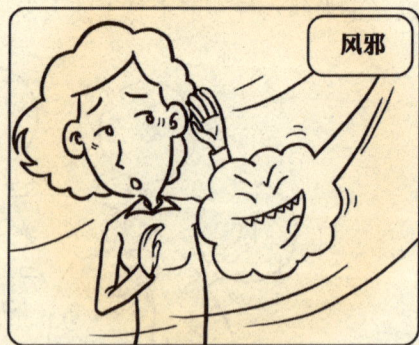

风邪

火等相合为病。③其致病的特殊性，风病来去急速，病程不长，其特殊症状也易于认识，如汗出恶风、全身瘙痒、游走不定、麻木以及动摇不宁等症状。临证时，发病在春季与感受风邪明显有关者，均可考虑风邪的存在。

寒为冬季主气，与肾水相应。寒病多发于冬季，但也可见于其他季节。寒邪为病，其致病特征是：①寒为阴邪，易伤阳气，故寒邪致病，全身或局部有明显的寒象。②寒胜则痛，故疼痛为寒证的重要特征之一。③因寒则气收，故其病有腠理闭塞、气机收敛、筋脉拘急的特征，表现为无汗、拘急作痛或屈伸不利等。

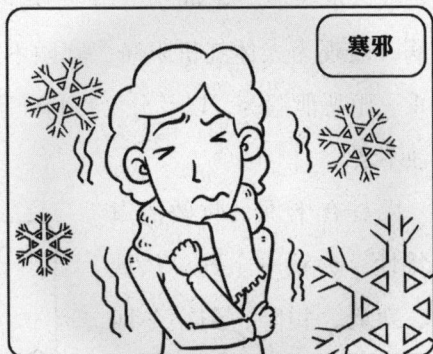

暑为火热之邪，为夏季主气，从小满、芒种、夏至，到小暑四个节气，为暑气当令。暑邪有明显的季节性，主要发生在夏至以后，立秋以前。暑邪独见于夏令，故有"暑属外邪，并无内暑"之说。暑邪致病有阴阳之分，在炎夏之日，气温过高，或烈日曝晒过久，或工作场所闷热而引起的热病，为中于热，属阳暑；而暑热时节，过食生冷，或贪凉露宿，或冷浴过久所引起的热病，为中于寒，属阴暑。总之，暑月受寒为阴暑，暑月受热为阳暑。

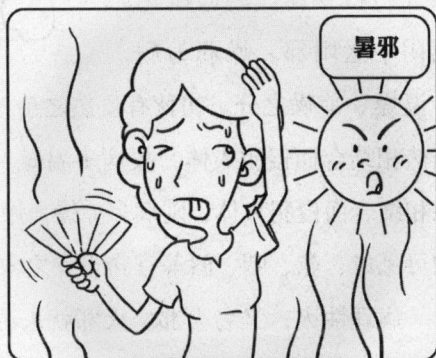

湿具有重浊、黏滞、趋下的特性，为长夏主气。从大暑、立秋、处暑，到白露四个节气，为湿气主令。湿与脾土相应。夏秋之交，湿热熏蒸，水气上腾，湿气最盛，故一年之中长夏多湿病。湿亦可因涉水淋雨、居处伤

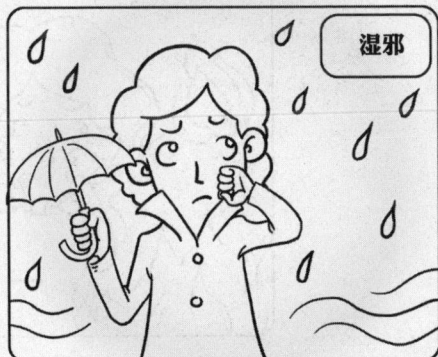

湿，或以水为事。湿邪为患，四季均可发病，且其伤人缓慢难察。湿邪为病，表现为人体气机阻滞，脾阳不振，水湿停聚而胸闷脘痞、肢体困重、呕恶泄泻等，以及分泌物和排泄物如泪、涕、痰、带下、二便等秽浊不清。

燥具有干燥、收敛清肃的特性，为秋季主气。从秋分、寒露、霜降，到立冬四个节气，为燥气当令。秋季天气收敛，其气清肃，气候干燥，水分匮乏，故多燥病。燥气乃秋令燥热之气所化，属阴中之阳邪。燥邪为病，

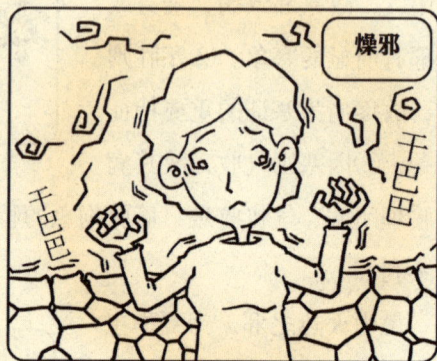

燥邪

有温燥、凉燥之分。初秋有夏热之余气，久晴无雨，秋阳以曝之时，燥与热相结合而侵犯人体，故病多温燥。深秋近冬之际，西风肃杀，燥与寒相结合而侵犯人体，则病多凉燥。燥与肺气相通。不论外燥还是内燥，均可见口、鼻、咽、唇等官窍干燥之象，以及皮肤、毛发干枯不荣等。

病理性火，又名火邪。火邪就来源看，有外火和内火之异。外火多由外感而来，而内火常自内生。火邪具有燔灼炎上、伤津耗气、生风动血，易生肿疡和扰乱心神的特征。其致病广泛，发病急暴，易成燎原之势。在临床上表现出高热津亏、气少、肝风、出血、神志异常等特征。

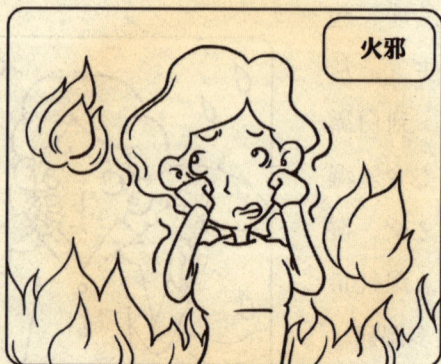

火邪

六淫致病共同特点

外感性	多从肌表、口鼻侵入人体而发病或两者同时受邪	其所致疾病称为外感病
季节性	致病有明显的季节性	如春季多发风病，长夏多湿病等
地区性	致病常与生活、工作的区域环境密切相关	如久居潮湿环境多湿病，西北多燥病等
相兼性	既可单独侵犯人体发病，又可两种以上同时侵犯人体而致病	如风寒感冒、风寒湿痹等

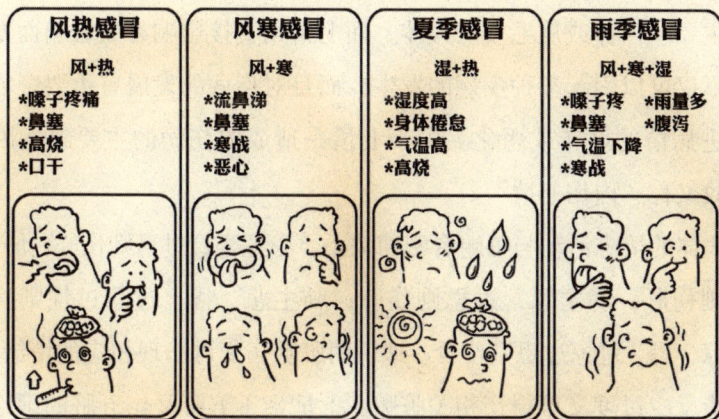

风热感冒

风+热

*嗓子疼痛
*鼻塞
*高烧
*口干

风寒感冒

风+寒

*流鼻涕
*鼻塞
*寒战
*恶心

夏季感冒

湿+热

*湿度高
*身体倦怠
*气温高
*高烧

雨季感冒

风+寒+湿

*嗓子疼　　*雨量多
*鼻塞　　　*腹泻
*气温下降
*寒战

七情如何致病

　　七情是指喜、怒、忧、思、悲、恐、惊七种正常的情志活动，是人的精神意识对外界事物的反应。七情与人体脏腑功能活动有密切的关系。七情分属于五脏，以喜、怒、思、悲、恐为代表，称为五志。

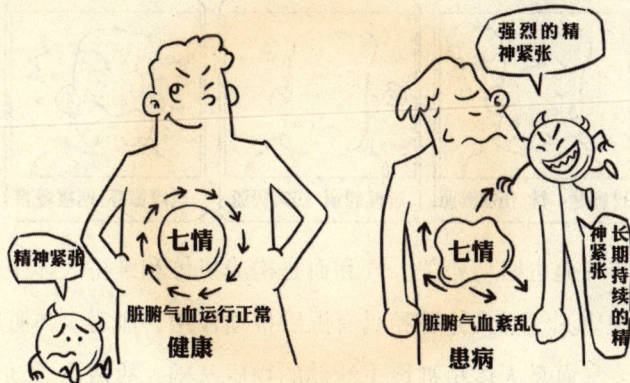

精神紧弱

七情

脏腑气血运行正常

健康

强烈的精神紧张

七情

长期持续的精神紧张

脏腑气血紊乱

患病

73

　　七情是人对客观事物的不同反映，在正常的活动范围内，一般不会致病。只有突然强烈或长期持久的情志刺激，超过人体本身的正常生理活动范围，使人体气机紊乱，脏腑阴阳气血失调，才会导致疾病的发生。因此，作为病因，七情是指过于强烈、持久或突然的情志变化，导致脏腑气血阴阳失调而发生疾病的情志活动。因七情而病称为因郁致病。此外，由于某些慢性疾病，体内脏腑功能长期失调，引起人的精神情志异常，称为因病致郁。

　　七情还与机体本身的耐受、调节能力有关。七情致病不同于六淫，六淫主要从口鼻或皮毛侵入人体，而七情则直接影响有关脏腑而发病。七情不仅可以引起多种疾病的发生，而且对疾病的发展有重要影响，它可促进病情的好转或恶化。由于七情是造成内伤病的主要致病因素之一，故又称"内伤七情"。

　　人体的情志活动与脏腑有密切关系。心主喜，过喜则伤心；肝主怒，过怒则伤肝；脾主思，过思则伤脾；肺主悲、忧，过悲过忧则伤肺；肾主惊、恐，过惊过恐则伤肾。这说明脏腑病变可出现相应的情绪反应，而情绪反应过度又可损伤相关脏腑。七情生于五脏又伤五脏的理论在诊断和治疗中均有重要的指导意义。

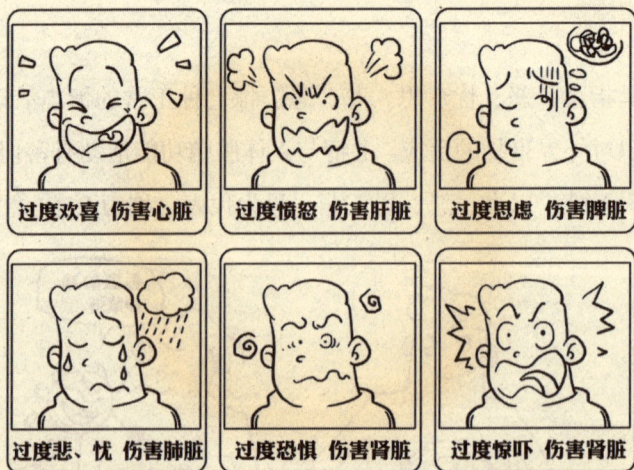

| 过度欢喜　伤害心脏 | 过度愤怒　伤害肝脏 | 过度思虑　伤害脾脏 |
| 过度悲、忧　伤害肺脏 | 过度恐惧　伤害肾脏 | 过度惊吓　伤害肾脏 |

　　七情与气血也密切相关。气和血是构成机体和维持人体生命活动的两大基本物质。气对人体脏腑具有温煦推动作用，血对人体脏腑则具有濡养作用。气血是人体精神情志活动的物质基础，故情志活动与气血有

密切关系。脏腑气血的变化，也会影响情志的变化，如"血有余则怒，不足则恐"。脏腑的生理活动必须以气血为物质基础，而精神情志活动又是脏腑生理功能活动的表现，所以人体情志活动与人体脏腑气血关系密切。

饮食不当引起疾病

正常饮食，是人体维持生命活动之气血阴阳的主要来源之一，但饮食失宜常是导致许多疾病的原因。饮食物主要依靠脾胃消化吸收，若饮食失宜，则首先可以损伤脾胃，导致脾胃的腐熟、运化功能失常，引起消化功能障碍，其次还能生热、生痰、生湿，产生种种病变，成为疾病发生的一个重要原因。

因此不宜极饥而食，食不可过饱；不宜极渴而饮，饮不可过多。饮食过多，则生积聚；渴饮过多，则聚湿生痰。

饮食失调引起的身体不适

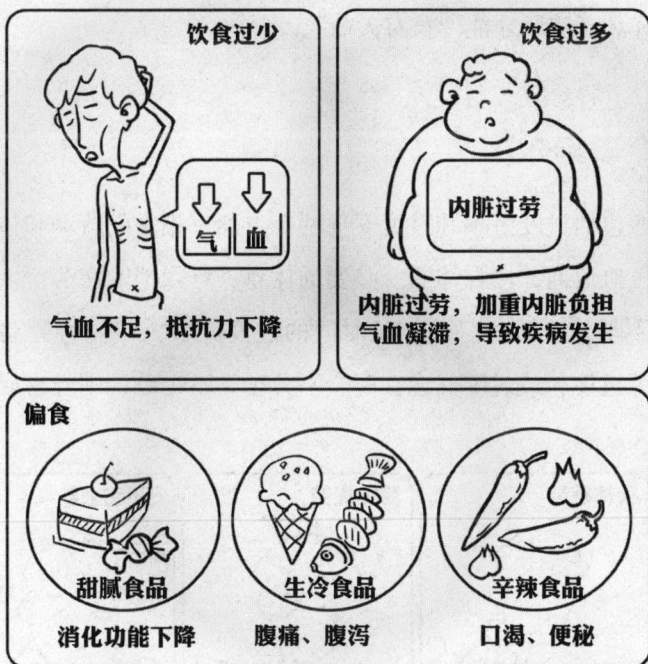

饮食过少
气血不足，抵抗力下降

饮食过多
内脏过劳
内脏过劳，加重内脏负担
气血凝滞，导致疾病发生

偏食
甜腻食品
消化功能下降

生冷食品
腹痛、腹泻

辛辣食品
口渴、便秘

人的精神气血都由五味化生。五味与五脏，各有其亲和性，如酸入肝，苦入心，甘入脾，辛入肺，咸入肾。如果长期偏嗜某种食物，就会使脏腑功能偏盛或偏衰，久之则可按五脏间相克关系传变，损伤他脏而发生疾病。如多食咸味的东西，会使血脉凝滞，面色失去光泽；多食苦味的东西，会使皮肤干燥而毫毛脱落；多食辛味的东西，会使筋脉拘急而爪甲

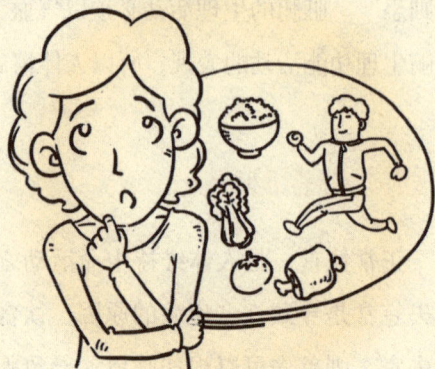

枯槁；多食酸味的东西，会使皮肉坚厚皱缩，口唇干薄而掀起；多食甘味的东西，则会出现骨骼疼痛而头发脱落。此外，偏食太过，可致营养不全，缺乏某些必要的营养，从而殃及脏腑为病。如脚气病、夜盲症、瘿瘤等都是由于五味偏嗜的结果。所以，饮食五味应当适宜，平时饮食不要偏嗜，病时应注意饮食宜忌。食与病变相宜，能辅助治疗，促进疾病好转；反之，疾病就会加重。只有"谨和五味"才能"长有天命"。

劳逸不当引起疾病

劳逸包括过度劳累和过度安逸两个方面。正常的劳动和体育锻炼，有助于气血流通，增强体质。必要的休息，可以消除疲劳，恢复体力和脑力，不易使人致病。若较长时间的过度劳累，或体力劳动、脑力劳动、房劳过度，或过度安逸，完全不劳动、不运动，则容易成为致病因素而使人发病。

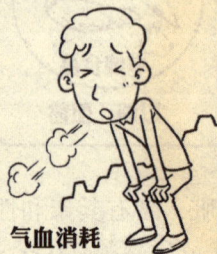

身体疲劳

气血消耗

倦怠 乏力

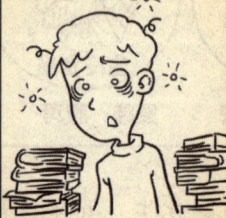

精神疲劳

损伤心脾

失眠 心悸 食欲不振

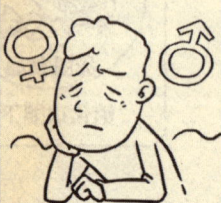

房劳过度

肾功能下降

目眩 耳鸣

体质因素影响发病

　　体质，又称禀赋、禀质、气禀、形质、气质等。体质是人体在先天遗传和后天获得的基础上所形成的功能和形态上相对稳定的固有特性。体质是禀受于先天，受后天影响，在生长、发育过程中所形成的与自然、社会环境相适应的人体形态结构、生理功能和心理因素的综合的相对稳定的固有特征。

　　体质决定临床证候类型。同一致病因素或同一种疾病，由于病人体质各异，其临床证候类型则有阴、阳、表、里、寒、热、虚、实之不同。如同样感受寒邪，有的人出现发热恶寒，头身疼痛，苔薄白，脉浮等风寒表证；有的人一发病就出现畏寒肢冷，纳呆食减，腹痛泄泻，脉象缓弱等脾阳不足证。前者平素体质尚强，正气御邪于肌表；后者阳气素虚，正不胜邪，以致寒邪直中太阴，故出现上述表现。又如同一地区、同一时期所发生的感冒，由于病邪不同，体质各异，感受也有轻重。因此，其临床类型有风寒、风热两大类别。

　　气、血、津液和阳气的失调也会导致体质的下降。如果气血津液出现不调和，即使没有患病，也会出现诸如容易感冒、容易浮肿等一些身体状况不佳的症状。另外，中医学认为多汗、肌肤干燥等，也是由于气的失调造成的。一般认为是体质原因导致的症状，也许正是身体某处失调而发出的信号。

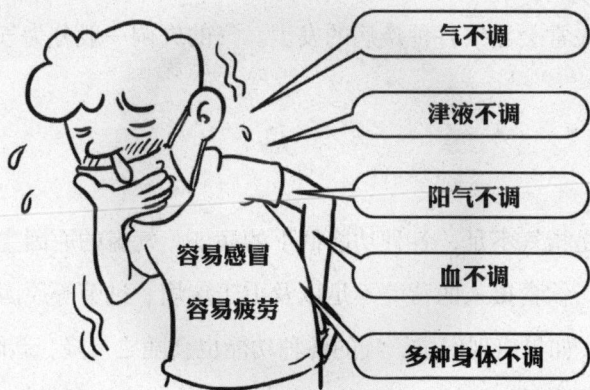

容易感冒
容易疲劳

气不调

津液不调

阳气不调

血不调

多种身体不调

各种不适症状以及体型等外貌体征等，都与个人体质相关，同时是探究身体失调原因的线索之一。有些人的体质是复合型体质，因此所引起的症状也就更为复杂，导致的原因也不是单一的。

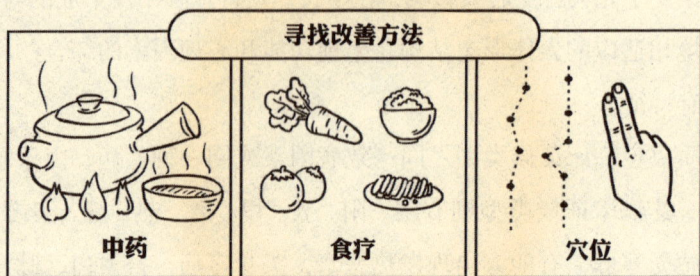

如果能够找到身体失调的真正原因，就可以利用中药、食疗养生、针灸等方法，通过改善体质进行治疗。

一般人们会认为身体消瘦、皮肤较白、外表给人虚弱印象的人，由于身体抵抗力弱而易导致虚证。其实并不一定是这样。首先，抵抗力的强弱取决于当时的身体状况。其次，外表看起来虚弱的人也有可能是实证，身体丰满、结实的人也可能是虚证。因此，应通过具体的症状来判断虚证、实证。

气的失调如何致病

气的失常会导致各种疾病的发生。气的失调一般分为气虚、气滞、气逆三类。

气虚

气虚是指气不足，各种功能低下的病证。气虚的原因主要有天生的元气不足，饮食摄入的营养不足以及由于疾病、过劳等原因造成气的消耗过度等。如果出现气虚，气的各种功能也会随之下降，新陈代谢减慢，内脏的功能降低。另外，由于体温降低，身体对疾病的抵抗力也会下降，这时很容易感染各种疾病。气虚多表现为全身疲惫、食欲不振、胸闷气短、精力减退、精神不振等。

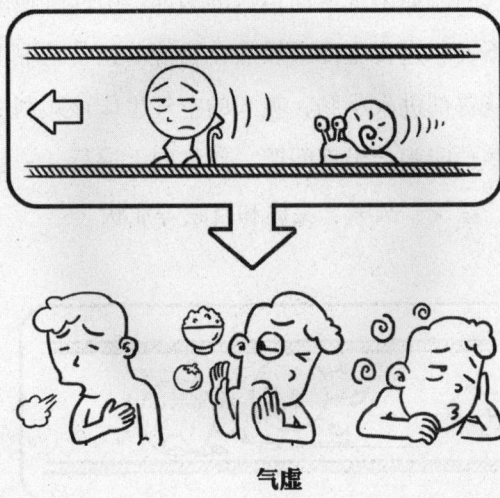

气虚

气滞

气的流动受到阻滞，或者气在某处郁积的状态称为气滞。健康身体中的气是周而复始地循环流动着的。如果气的流动不顺畅，会导致各种疾病的发生。气滞的原因有很多，如外邪入侵身体、营养失调、精神紧张以及血流不畅等。如果出现气滞，则局部会出现疼痛、发热等症状。另外，受气机郁滞的影响，血流也会出现流通不畅等症状。因气滞而引起的症状主要有疼痛、腹胀、胸闷、焦躁、失眠等。

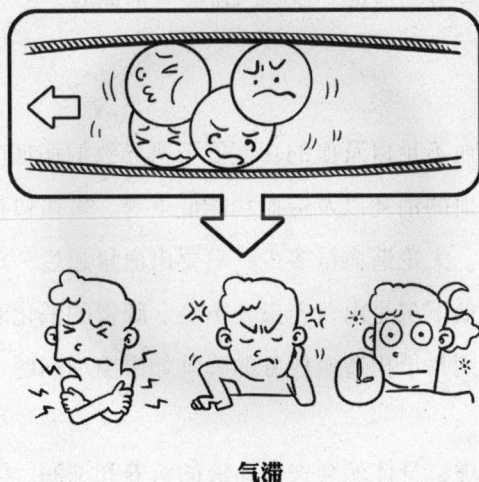

气滞

气逆

气逆是指气的流通出现逆向运行的病证。引起气逆的原因有外邪侵入人体、精神不安、过食生冷或燥热食物等。正常情况下，随着气的流动，食物应该从胃部进入小肠，吸入的空气也应该顺利进入肺部。如果出现气逆，这些功能都会出现问题，使气向上逆行。一般气逆会引发胃部泛酸、恶心、嗳气、咳嗽、头痛和目眩等症状。

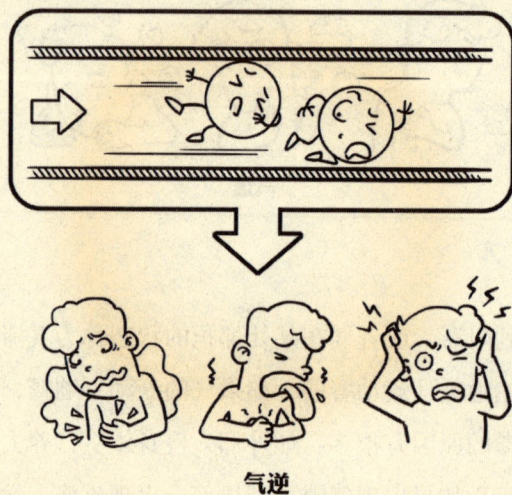

气逆

血的失调如何致病

血的失调主要分为血虚、血热、血瘀三种证型。

血虚

血虚是一种血不足以及血的功能低下所导致的病证。造成血虚的原因主要有失血、血的消耗以及造血功能低下等。失血包括月经出血量过多等方面的原因。无论造血量多少，只要出血量超过一定限度就会导致血虚。造血功能低下多是由营养摄入不足、脾胃的消化能力下降两方面原因造成的。特别是承担造血任务的脾脏如果出现问题，很容易导致血虚的发生。

如果出现血虚，身体就会失去血液的营养和滋润，因此会在皮肤、头发、眼睛以及筋骨等部位出现诸多异常。如头部血虚会出现视物不清、目眩等症状；心血虚会出现心悸等症状；肝血虚会引起眼睛干涩、指甲变形等症状；如果血虚出现在经脉，会出现月经不调、手足麻木等症状。

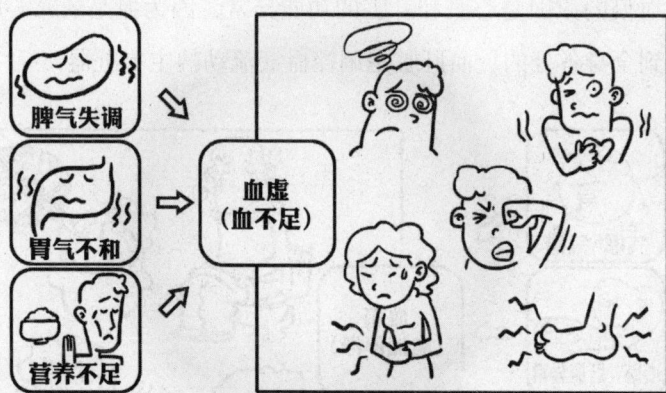

血热

血热是指热郁积在血中的病证。其原因主要为热邪入侵身体，血循环停滞引起热邪郁滞，以及过量食用辛辣香浓的食品等。如果出现血热，就会伤及血本身以及血所流经的经脉、脏腑，还会引起血流加速，导致体内出现各种异常。

如血热症状严重时，会出现发热、口苦、便秘等症状；若血本身耗伤严重，就会出现口渴、低热等症状；若血流加速、血循环异常，就会出现鼻出血、牙龈出血、皮下出血以及月经过多等各种出血症状。

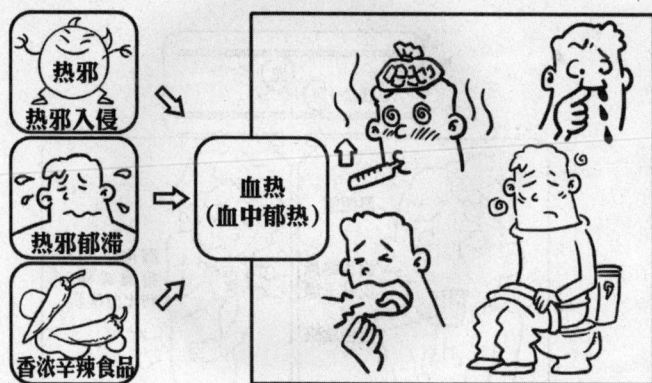

血瘀

血瘀是指血液的流动出现障碍而导致停滞的一种病证。如果血瘀时间过长，就会使停滞的血液凝结，所形成的病理产物称为瘀血。最常见的导致血瘀的原因是心脏和肝脏的功能异常，因为血是依靠心脏的力量被运送到全身各处的，而肝脏是调控血液流动的主要脏器。

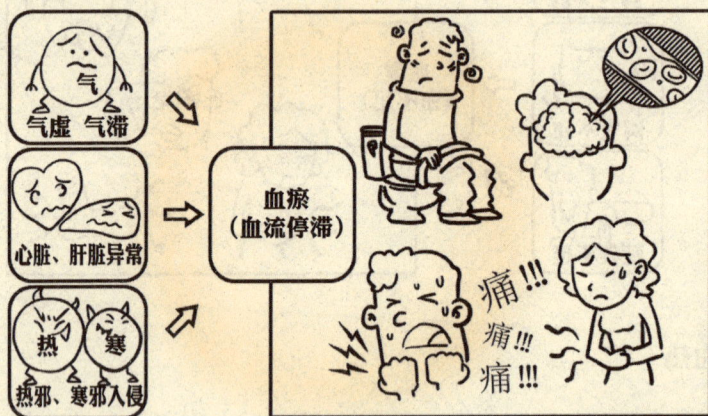

此外，寒邪入侵会使血的流动停滞；热邪入侵会使血液黏稠度增加；气虚和气滞等导致气推动血液运行的功能低下，也会造成血瘀的出现；过多地食用油性大的食品以及过度抽烟、喝酒等生活恶习，也会导致血瘀的发生。

血瘀主要可引起疼痛的症状。如痛经、神经痛等。此外，血瘀也可导致便秘、皮肤晦暗、黑眼圈、痔疮、肛瘘等。如果血瘀严重，还会引起脑血管疾病以及子宫肌瘤等较为严重的疾病。

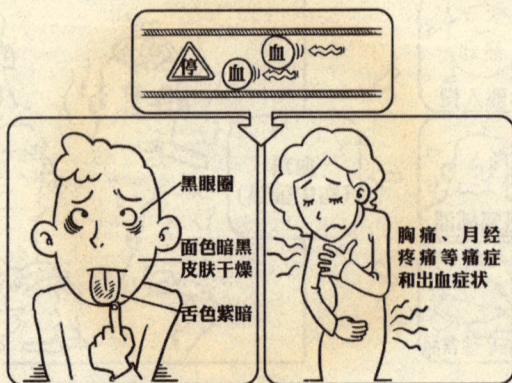

津液的失调如何致病

津液失调主要包括津液不足和痰湿（津液滞留）两种类型。

津液不足

营养不良或不利于健康的饮食、脾胃消化功能异常以及过度耗伤津液等原因，都会导致津液不足的发生。热邪入侵体内损伤津液，大量流汗出所致的津液流失，都是导致津液不足的原因之一。津液不足主要表现为口、咽、鼻等呼吸器官干燥、皮肤松弛、头发失去光泽以及便秘等症状。

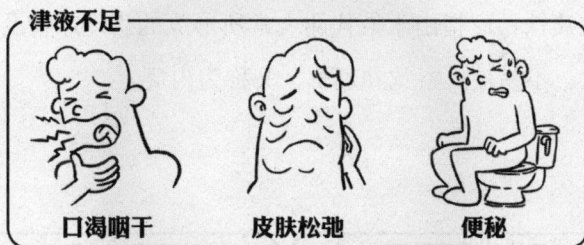

津液不足

口渴咽干　　　皮肤松弛　　　便秘

痰湿

引起津液滞留（痰湿）的主要原因，主要是由于负责将津液送往全身各处的肺脏和脾脏等出现功能失调，使多余的津液（水湿）在体内停留。从而导致水湿凝聚成痰，形成痰湿。另外，痰有滞留某处的性质，所以又会阻碍气血的流通，影响气血的正常循环。痰湿可以导致过敏性鼻炎、支气管哮喘、风湿、关节炎以及荨麻疹等多种疾病。

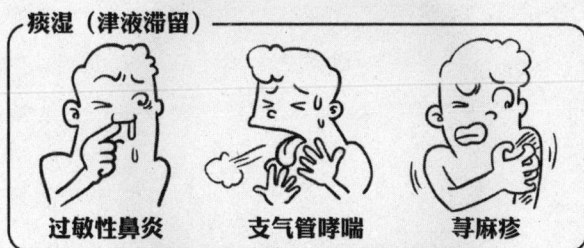

痰湿（津液滞留）

过敏性鼻炎　　　支气管哮喘　　　荨麻疹

痰饮是机体水液代谢障碍所形成的病理产物。这种病理产物一经形成，就作为一种致病因素作用于机体，导致脏腑功能失调而引起各种复杂的病理变化，故痰饮是继发性病因之一。

有形的痰饮：是指视之可见、触之可及、闻之有声的实质性的痰浊和水饮。如咳咯而出的痰液，呕泄而出之水饮痰浊等。

无形的痰饮：是指由痰饮引起的特殊症状和体征，只见其症，不见其形，看不到实质性的痰饮。其作用于人体，可出现头晕目眩、心悸气短、恶心呕吐、神昏谵狂等症状，多以苔腻、脉滑为重要临床特征。

狭义的痰饮：是指肺部渗出物和呼吸道的分泌物，或咳吐而出，或呕恶而出，易于被人们察觉和理解，又称为外痰。

广义的痰饮：泛指由水液代谢失常所形成的病理产物及其病理变化和临床症状，不易被人察觉和理解，又称为内痰。

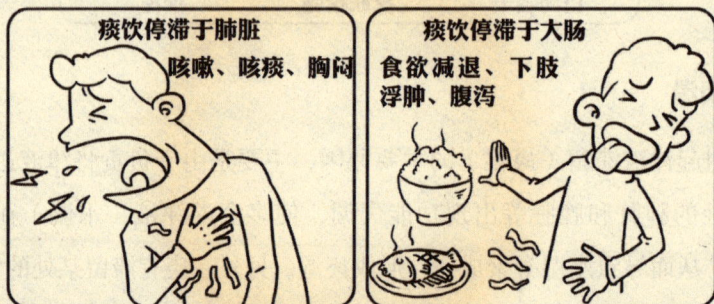

痰饮停滞于肺脏
咳嗽、咳痰、胸闷

痰饮停滞于大肠
食欲减退、下肢浮肿、腹泻

第三章
五脏六腑的失调

肝和胆的失调

　　如果肝的储藏血液、调节血量的功能降低，就会引起身体各个部位营养不足。特别是肌肉营养不足导致的肌肉力量下降，从而导致运动能力下降。有些还会引起手足麻木和痉挛等症状。作为肌肉延伸部位的指甲，也会出现变薄、容易断裂以及出现变形等症状。

　　另外，肝功能低下也会影响胆和消化器官的正常运行，从而引起消化不良、腹痛、腹泻、恶心等症状。胆功能低下还会造成口苦、耳鸣、黄疸等症状的出现。

　　肝还和情绪的变化有密切的关系。肝气不足时，容易出现情绪抑郁；相反，如果肝气过盛，则容易焦躁、生气。

　　此外，肝所属的经脉与眼部相通，因此肝气不调对眼睛也有一定影响。肝血不足会造成眼睛干涩、视物不清等症状。若风热邪气侵入肝经，则会出现眼睛充血、疼痛等症状。

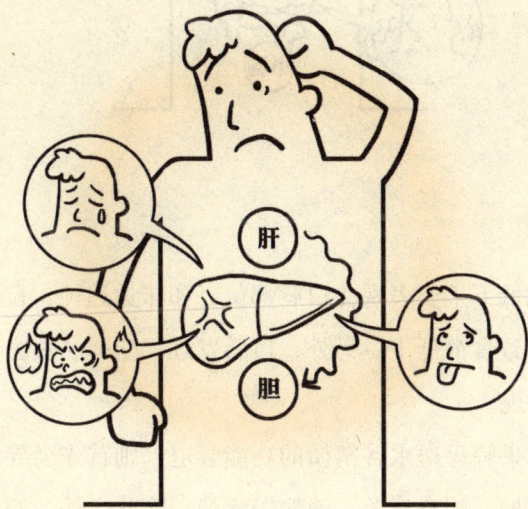

心和小肠的失调

如果心出现失调紊乱，则会造成心功能低下，进而表现于面色和舌质方面。心气不足时，面色和舌质发白；如果心血瘀者，则表现为面色青紫、舌质紫暗。另外还会出现心悸、胸痛、失眠、精神不安和严重的健忘等症状。

小肠如果出现异常，不但消化吸收功能减退，便和尿也会出现异常。由于小肠的功能受心功能的影响，因此心功能失调也会引起小肠功能的异常。如火邪侵入心脏，引起心功能失调，影响到小肠，则表现为尿频、尿的颜色加深，甚至变红，以及排尿时有灼热疼痛等症状。

如果小肠出现异常也会影响心脏。如小肠郁热上传于心，引起心功能异常，则表现为舌质红，溃疡、情绪烦躁不宁、失眠等症状。

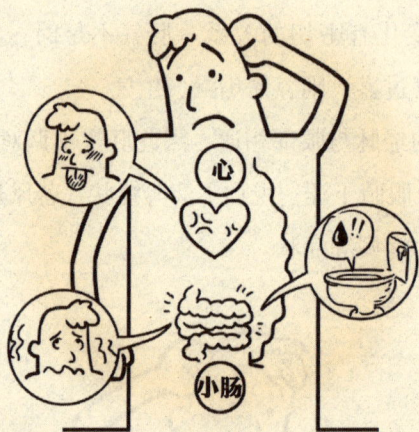

脾和胃的失调

脾的功能低下主要表现在口唇部位，如味觉迟钝、自觉口甜或口苦等，从而易导致食欲低下。另外，口唇发红、变薄、失去光泽等也是脾功能减弱的表现。

另外，如果脾运送水谷精微的功能衰退，则首先会导致气血不足，表现为食欲不振、浑身疲惫、消瘦等症状。除此之外，如果脾运送津液的功能衰退，还会出现津液留滞、痰多、浮肿等症状。

另外，脾的功能低下会对胃造成影响。其症状主要表现为腹痛、腹胀、口臭、恶心和食欲减退等。相反，如果胃功能出现异常也会影响脾的生理功能。如暴饮暴食后，胃不能充分消化食物，造成腹痛、恶心等症状，若转为慢性病则更会影响脾的功能，进而出现全身倦怠无力，食欲减退等症状。

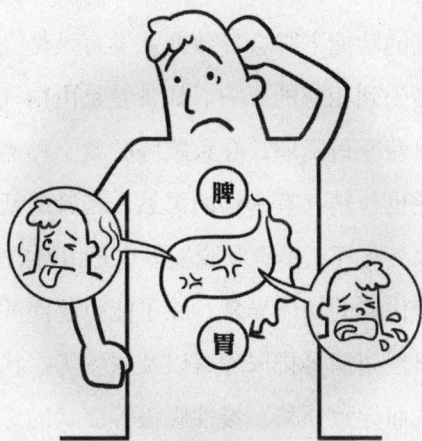

肺和大肠的失调

　　肺功能异常会引发呼吸困难、胸痛、咳嗽、哮喘、咳痰、浮肿、排尿障碍等症状。肺部的病症常常表现在口鼻和皮肤上。皮肤在气和津液的作用下，得到温煦和滋养，从而可保持较强的抵抗力。如果肺功能衰退，就会出现皮肤粗糙、容易感冒等症状。另外，鼻通过咽喉

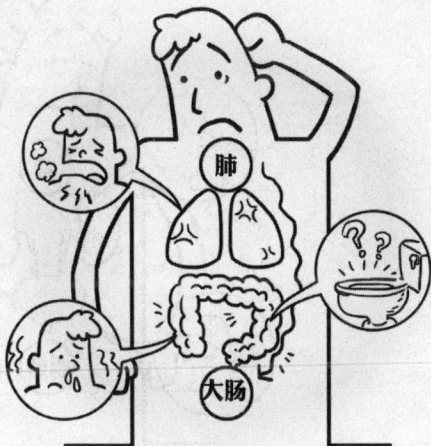

和肺脏相通，因而肺脏功能异常会导致鼻塞、流鼻涕和打喷嚏等症状的出现。

　　此外，肺的功能低下会造成大肠的功能异常。如肺功能低下可使津

液不能正常输布，从而导致大肠干燥、便秘等症状的出现。相反，大肠受到火邪的侵犯，也会对肺功能造成不良影响，出现咳嗽、胸闷以及呼吸困难等症状。

肾和膀胱的失调

肾脏贮藏精气的功能下降会导致儿童发育缓慢，而且由精气来维持的组织和功能也会受到相应的影响。如骨髓是由精气所产生的，肾的精气不足，则会使骨骼变得脆弱，导致腰膝酸软、疼痛，引起行走障碍等症状。另外，听觉也与精气有密切的关系。若肾的精气不足，则会出现耳鸣、耳聋等症状。此外，不育和脱发等也是由肾的精气不足引起的。

肾的控制津液代谢的功能异常，除了能引起浮肿外，也会导致膀胱功能下降，从而出现尿痛等排尿障碍以及尿频等症状。肾的功能还会对排便造成影响，从而导致便秘、慢性腹泻等症状的出现。另外，肾功能低下还可能出现胸闷、呼吸困难等症状。

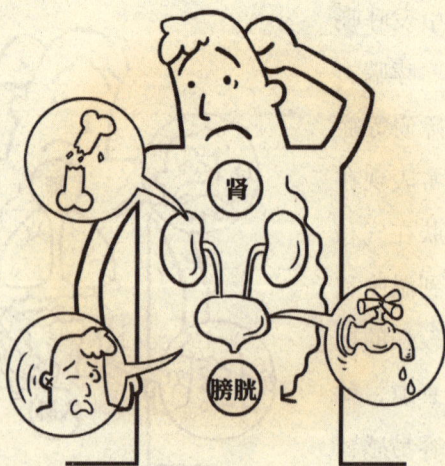

第四章 经络与腧穴

什么是经络

经络，是经和络的总称。经，又称经脉，有路径之意。经脉贯通上下，沟通内外，是经络系统中纵行的主干，故曰："经者，径也。"经脉大多循行于人体的深部，且有一定的循行部位。络，又称络脉，有网络之意。络脉是经脉别出的分支，较经脉细小，故曰："支而横出者为络。"络脉纵横交错，网络全身，无处不至。

经络相贯，遍布全身，形成一个纵横交错的联络网，通过有规律的循行和复杂的联络交会，组成了经络系统，把人体五脏六腑、肢体官窍及皮肉筋骨等组织紧密地联结成统一的有机整体，从而保证了人体生命活动的正常进行。所以说，经络是运行气血、联络脏腑肢节、沟通内外上下、调节人体功能的一种特殊的通路系统。

经络的组成与作用

阴阳理论贯穿于整个中医理论，经络系统亦以阴、阳来命名。其分布于肢体内侧面的经脉为阴经，分布于肢体外侧面的经脉为阳经。一阴一阳衍化为三阴三阳，相互之间具有相对应的表里相合关系，即肢体内侧面的前、中、后分别称为太阴、厥阴、少阴，肢体外侧面的前、中、后分别称为阳明、少阳、太阳。

脏为阴，腑为阳。内脏"藏精气而不泻"者为脏，为阴；"传化物而不藏"者称腑，为阳。每一阴经分别隶属于一脏，每一阳经分别隶属于一腑，各经都以脏腑命名。

上为手，下为足。分布于上肢的经脉，在经脉名称之前冠以"手"字；分布于下肢的经脉，在经脉名称之前冠以"足"字。

十二经脉根据各经所联系的脏腑的阴阳属性以及在肢体循行部位的

不同，具体分为手三阴经、手三阳经、足三阴经、足三阳经四组。

十二经脉的名称分别是手太阴肺经、手厥阴心包经、手少阴心经、手阳明大肠经、手少阳三焦经、手太阳小肠经、足太阴脾经、足厥阴肝经、足少阴肾经、足阳明胃经、足少阳胆经、足太阳膀胱经。循行分布于上肢的称手经；循行分布于下肢的称足经。分布于四肢内侧（上肢是指屈侧）的称为阴经，属脏；分布于四肢外侧（上肢是指伸侧）的称阳经，属腑。

	阴经（属脏）	阳经（属腑）	循行部位（阴经行于内侧，阳经行于外侧）	
手	太阴肺经 厥阴心包经 少阴心经	阳明大肠经 少阳三焦经 太阳小肠经	上肢	前线 中线 后线
足	太阴脾经 厥阴肝经 少阴肾经	阳明胃经 少阳胆经 太阳膀胱经	下肢	前线 中线 后线

任脉和督脉是属于奇经八脉系统中的经络。任、督二脉与十二经脉相连通，并且可以调节流经任、督二脉的血液循环。

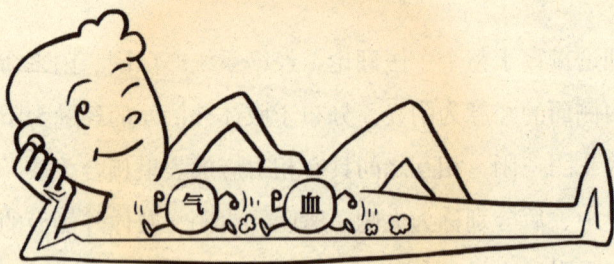

经络的功能

手太阴肺经	调节肺脏功能
手阳明大肠经	与肺经共同调节大肠功能
足阳明胃经	主要调节胃的功能，促进消化吸收
足太阴脾经	与胃经共同调节消化吸收功能

手少阴心经	调节大脑和心的功能
手太阳小肠经	与心经一起调节小肠功能
足太阳膀胱经	除了调节膀胱功能以外，还与生殖和老化相关
足少阴肾经	调节肾的功能，与生殖和老化相关
手厥阴心包经	调节心功能
手少阳三焦经	为内脏活动提供热量和水分
足少阳胆经	调节胆
足厥阴肝经	调节肝脏和血液运行
任脉	调节生殖功能
督脉	调节大脑功能

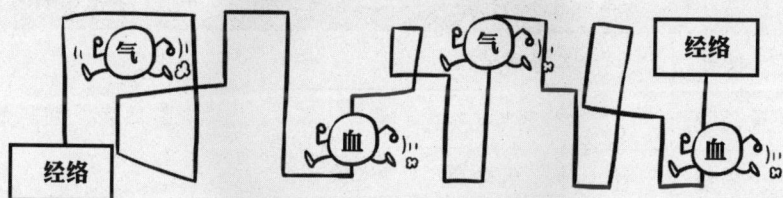

　　十四经腧穴的分经主治既具有各自的分经主治规律，又在某些主治上有共同特点。

手三阴经

经名	本经主治特点	二经主治特点	三经主治特点
手太阴经	肺、喉病		
手厥阴经	心、胃病	神志病	胸部病
手少阴经	心病		

手三阳经

经名	本经主治特点	二经主治特点	三经主治特点
手阳明经	前头、鼻、口、齿病		
手少阳经	侧头、胁肋病	眼、耳病	咽喉病、热病
手太阳经	后头、肩胛、神志病		

足三阳经

经名	本经主治特点	二经主治特点	三经主治特点
足阳明经	前头、口齿、咽喉、胃肠病		
足少阳经	侧头、耳、胁肋病	眼病	神志病、热病
足太阳经	后头、背腰病（背俞治相应脏腑、器官病）		

足三阴经

经名	本经主治特点	二经主治特点	三经主治特点
足太阴经	脾胃病		
足厥阴经	肝病	前阴病	腹部病、妇科病
足少阴经	肾、肺、咽喉病		

任督二脉

经　名	本经主治特点	二经主治特点
任　脉	回阳、固脱、强壮作用	神志病、脏腑病、妇科病
督　脉	中风、昏迷、热病、头面病	

确定腧穴的方法

　　腧穴是按照与关节、椎骨或脐等部位的距离，以被取穴者的指宽（一拇指宽或两指宽）为标准丈量来定位。这里所说的一拇指宽度是指大拇指的关节部的宽度。两指宽度是指食指和中指的宽度总和。三指宽度是指食指、中指和无名指的宽度总和。四指宽度是指食指、中指、无名指和小指的宽度总和。

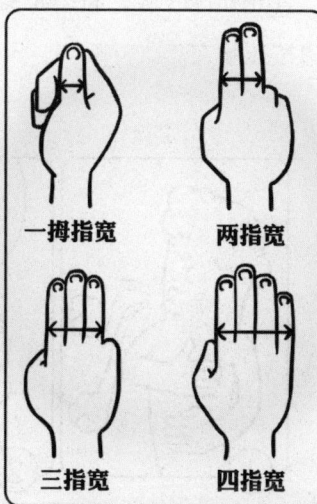

一拇指宽　　　两指宽

三指宽　　　四指宽

此标准是确定不变的，有时会因为个人差异而有些偏差。因此首先要找到腧穴的大致部位，然后再通过触摸周围的皮肤等，确定正确的定位。

若经络或与其相关的脏腑功能出现失调时，触摸腧穴会发现皮肤突起或感到深部有压痛感。如果出现皮肤肌肉凹陷、病人感觉麻木、较其他部位热或凉、皮肤粗糙或潮湿等不正常的现象，都可作为确定腧穴的依据。

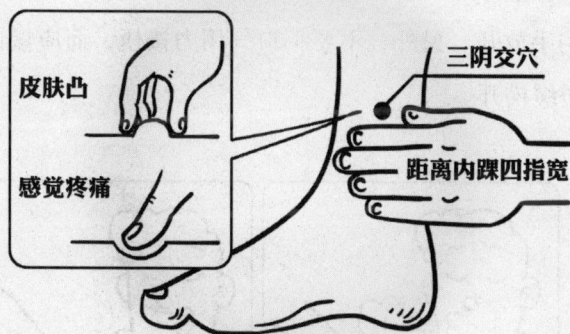

皮肤凸

感觉疼痛

三阴交穴

距离内踝四指宽

按压腧穴的方法

按压腧穴时的心理准备

按压腧穴时，请尽量避免看电视或聊天等。要想使指压腧穴的效果更加理想，敷衍按压是不可取的，应将全部意识集中起来。虽然要求集中精神，但如果将全部力量加在腧穴上往往会适得其反，效果不佳。

首先要深呼吸，将整个身心放松。然后将意识集中在腧穴上，最好一边按压腧穴。

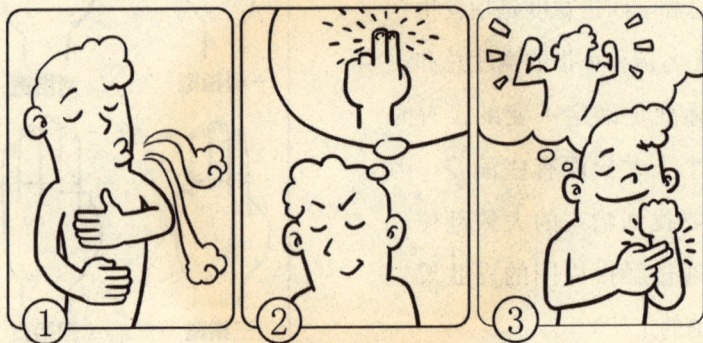

按压腧穴时的呼吸与节律

一般人在吸气时，肌肉紧张僵硬，吐气时身体放松。所以，如果在吸气时按压腧穴，会导致肌肉疼痛。

因此，在按压腧穴时应该将空气徐徐吐出，然后一边慢慢吸气，一边将按压的手放开。另外，不要一口气用力按压，而应慢慢将力量渗透进去，再缓缓松开。

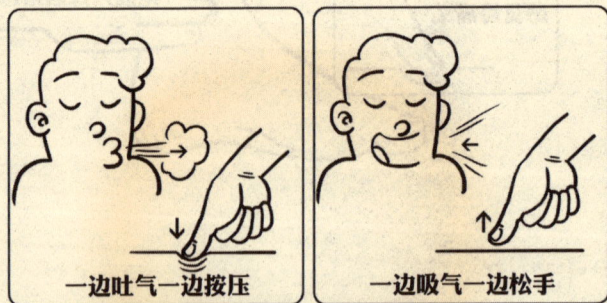

一边吐气一边按压　　一边吸气一边松手

3～5秒按压、松手，这样反复5～10次

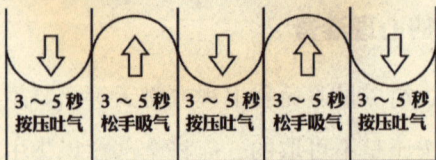

3～5秒 按压吐气	3～5秒 松手吸气	3～5秒 按压吐气	3～5秒 松手吸气	3～5秒 按压吐气

用力按压的时间一般在 3 ~ 5 秒比较合适。因此每个腧穴用 3 ~ 5 秒按压，再用 3 ~ 5 秒抬起，这样反复做 5 ~ 10 次为宜。全身的按压时间一般控制在 20 分钟左右。如果按压时间太长或次数太多，经络受到压迫，反而会影响气血的流通。如果觉得刺激量不够，可以分早、晚进行，但要注意时间间隔。

按压腧穴的其他要点

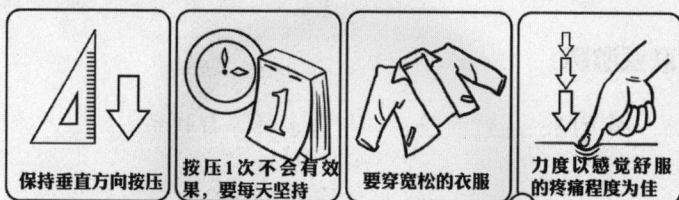

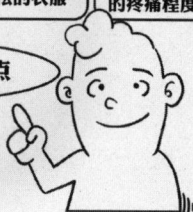

保持垂直方向按压

按压1次不会有效果，要每天坚持

要穿宽松的衣服

力度以感觉舒服的疼痛程度为佳

按压腧穴的其他要点

避免在以下情况按压腧穴

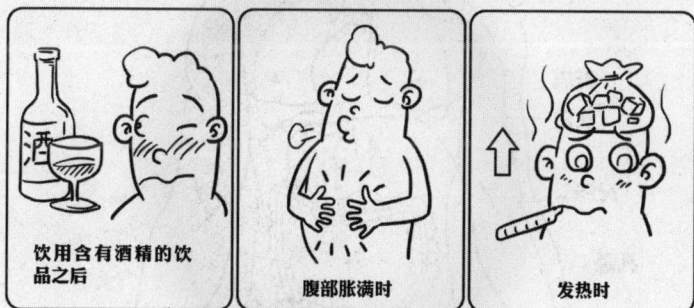

饮用含有酒精的饮品之后

腹部胀满时

发热时

十四经脉腧穴

一、手太阴肺经

1. 循行部位

手太阴肺经起于中焦，下络大肠，复返向上沿着胃的上口，穿过横膈膜，直属于肺，上至气管、喉咙，沿锁骨横行至腋下（中府、云门），沿着上肢内侧前缘下行，至肘中，沿前臂内侧桡骨边缘进入寸口，经大鱼际部，至拇指桡侧尖端（少商）。

2. 分支

从腕后（列缺）分出，前行至食指桡侧尖端（商阳），与手阳明大肠经相接。

3. 联系脏腑

属肺，络大肠，通过横膈，并与胃、肾等有联系。

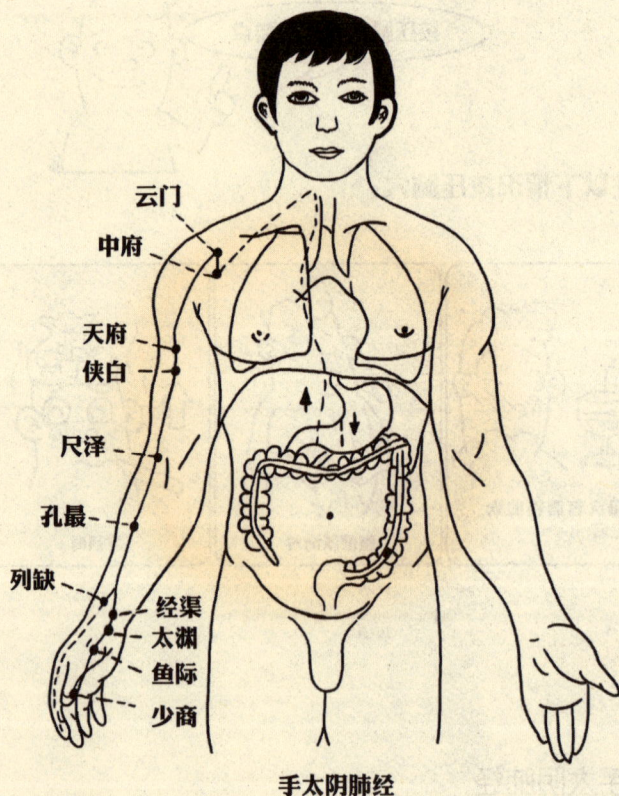

云门
中府
天府
侠白
尺泽
孔最
列缺
经渠
太渊
鱼际
少商

手太阴肺经

二、手阳明大肠经

1. 循行部位

手阳明大肠经起于食指桡侧尖端（商阳），沿食指桡侧上行，经过合谷（第一、二掌骨之间）进入两筋（拇长伸肌腱和拇短伸肌腱）之间，沿上肢外侧前缘，上行至肩前，经肩髃穴（肩峰部），过肩后，至项后与督脉的大椎穴（第七颈椎棘突下）处相会，前行内入足阳明经的缺盆穴（锁骨上窝），络于肺，下行通过横膈，属于大肠。

2. 分支

从缺盆上行，经颈旁（天鼎、扶突）至面颊，入下齿龈中，复返出来夹口角，通过足阳明胃经地仓穴，绕至上唇鼻中央督脉的水沟穴（人中），左脉右行，右脉左行，分别至鼻孔两旁（迎香），与足阳明胃经相接。

3. 联系脏腑

属大肠，络肺，并与胃有直接联系。

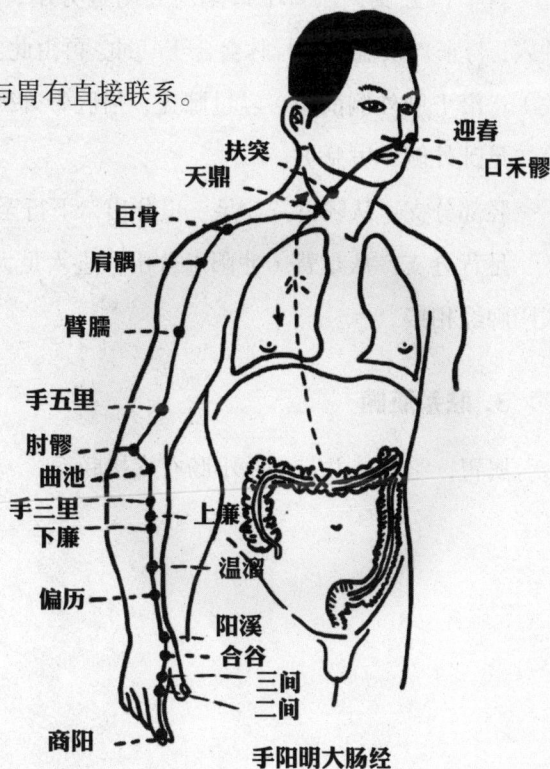

迎春
扶突
天鼎　　口禾髎
巨骨
肩髃
臂臑
手五里
肘髎
曲池
手三里　　上廉
下廉
温溜
偏历
阳溪
合谷
三间
二间
商阳

手阳明大肠经

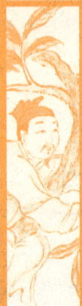

三、足阳明胃经

1. 循行部位

足阳明胃经起于鼻翼两侧（迎香），上行至鼻根部，旁行入眼内角会足太阳膀胱经（睛明），向下沿鼻的外侧（承泣、四白），进入上齿龈内，复出绕过口角左右相交于颏唇沟（承浆），再向后沿着下颌出大迎穴，沿下颌角（颊车），上行耳前，经颧弓上行，沿着前发际，到达前额（神庭）。

2. 分支

面部分支：从大迎穴前方下行到人迎穴，沿喉咙旁进入缺盆，向下通过横膈，属于胃（会任脉的上脘、中脘），络于脾。

缺盆部直行脉：从缺盆下行，沿乳中线下行，夹脐两旁（沿中线旁开二寸），至进入少腹两侧（气冲）。

胃下口分支：从胃下口幽门处附近分出，沿腹腔深层，下行至气冲穴，与来自缺盆的直行脉会合于气冲。再由此斜向下行到大腿前侧（髀关）；沿下肢外侧前缘，经过膝盖，沿胫骨外侧前缘下行至足背，进入第二足趾外侧（厉兑）。

胫部分支：从膝下三寸足三里分出，下行至第三足趾外侧端。

足背分支：从足背（冲阳）分出，进入足大趾内侧（隐白），与足太阴脾经相接。

3. 联系脏腑

属胃，络脾，并与心、小肠有直接联系。

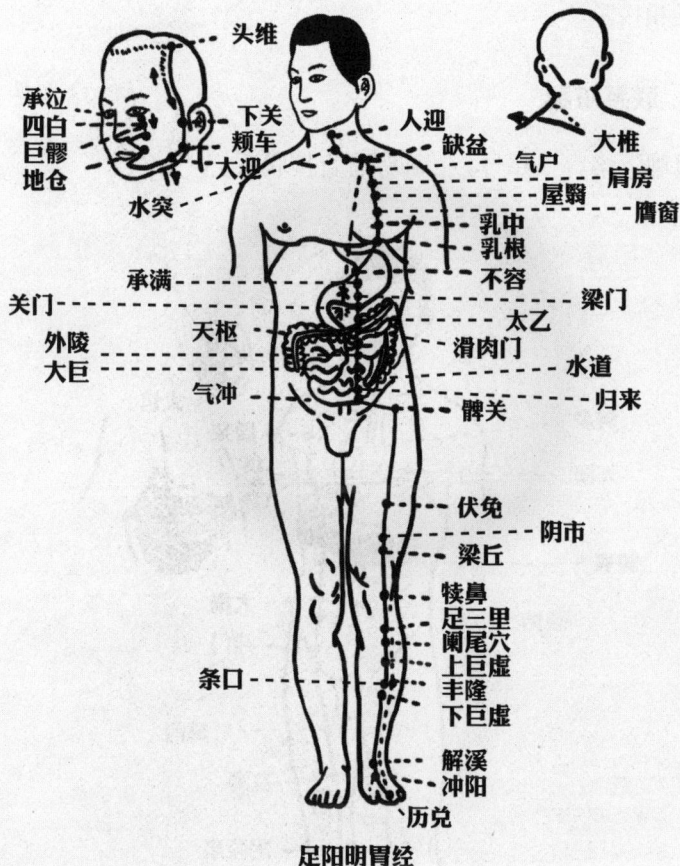

头维
承泣　　下关　　人迎　　　大椎
四白　　颊车　　缺盆　　气户　　肩房
巨髎　　大迎　　　　　屋翳　　　膺窗
地仓
水突　　　　　　乳中
　　　　　　　　乳根
承满　　　　　　不容
关门　　　　　　　　梁门
　　　　天枢　　太乙
外陵　　　　　　滑肉门
大巨　　　　　　　水道
气冲　　　　归来
　　　　　　髀关

伏兔　　　阴市
梁丘
犊鼻
足三里
阑尾穴
条口　　上巨虚
丰隆
下巨虚
解溪
冲阳
历兑

足阳明胃经

四、足太阴脾经

1. 循行部位

足太阴脾经起于足大趾内侧端（隐白），沿足内侧赤白肉际上行，经内踝前面（商丘），上小腿内侧，沿胫骨后缘上行，至内踝上八寸处（漏谷），走出足厥阴肝经前面，经膝股内侧前缘至冲门穴，进入腹部，属脾络胃，向上通过横膈，夹食管旁（络大包，会中府），连于舌根，散于舌下。

2. 分支

从胃部分出，向上通过横膈，于任脉的膻中穴处注入心中，与手少阴心经相接。

3. 联系脏腑

属脾，络胃，并与心、肺等有直接联系。

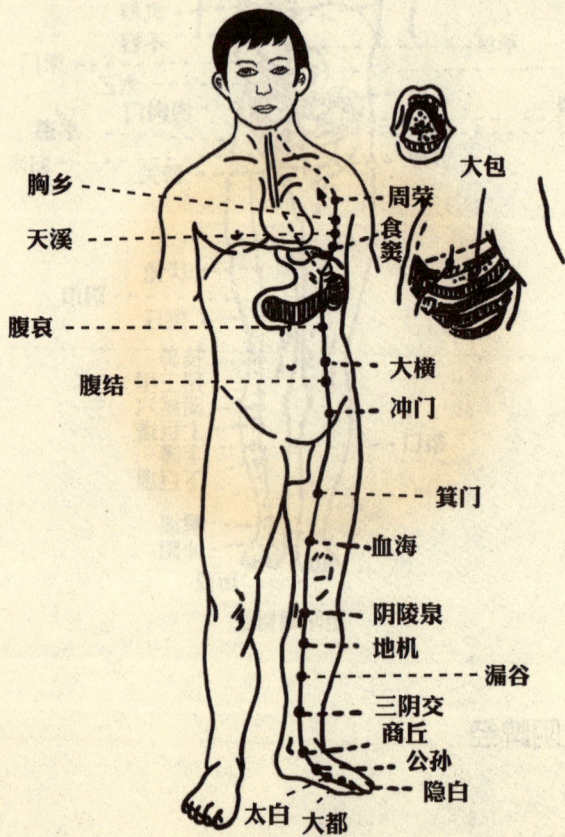

足太阴脾经

五、手少阴心经

1. 循行部位

手少阴心经起于心中，出属于"心系"（心与其他脏器相联系的部位），向下通过横膈至任脉的下脘附近，络小肠。

2. 分支

心系向上的分支：从心系上行，夹咽喉，经颈、颜面深部联系于"目系"（又名眼系、目本，是眼球内连于脑的部位）。

心系直行的分支：复从心系，上行于肺部，再向下出于腋窝下（极泉），沿上臂内侧后缘，行于手太阴、手厥阴经之后，下向肘内（少海），沿前臂内侧后缘至腕部尺侧（神门），进入掌内后缘（少府），沿小指的桡侧出于末端（少冲），交于手太阳小肠经。

3. 联系脏腑

属心，络小肠，与肺、脾、肝、肾有联系。

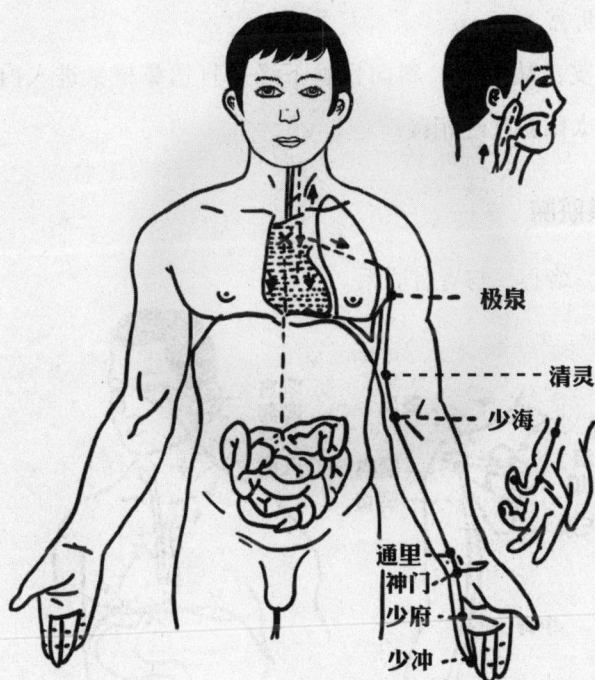

手少阴心经

六、手太阳小肠经

1. 循行部位

手太阳小肠经起于小指尺侧端（少泽），沿手掌尺侧，直上过腕部外侧（阳谷），沿前臂外侧后缘上行，经尺骨鹰嘴与肱骨内上髁之间（小海），沿上臂外侧后缘，出于肩关节后面（肩贞），绕行于肩胛冈上窝（肩中俞）以后，交会于督脉之大椎穴，从大椎向前经足阳明经的缺盆，进入胸部深层，下行至任脉的膻中穴处，络于心，再沿食道通过横膈，到达胃部，直属小肠。

2. 分支

缺盆分支：从缺盆沿着颈部向上至面颊部（颧髎），上至外眼角，折入耳中（听宫）。

颊部分支：从颊部，斜向目眶下缘，直达鼻根，进入内眼角（睛明），与足太阳膀胱经相接。

3. 联系脏腑

属小肠，络心，与胃有联系。

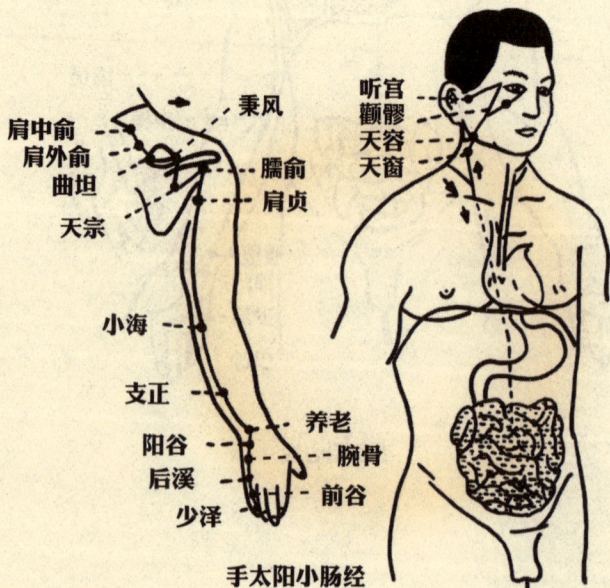

七、足太阳膀胱经

1. 循行部位

足太阳膀胱经起于内眼角（晴明），上过额部，直至巅顶，交会于督脉的百会穴。

2. 分支

巅顶部的分支：从巅顶（百会）分出，至耳上角。

巅顶向后直行分支：从巅顶下行至脑户，入颅内络脑，复返出来下行项后（天柱）。

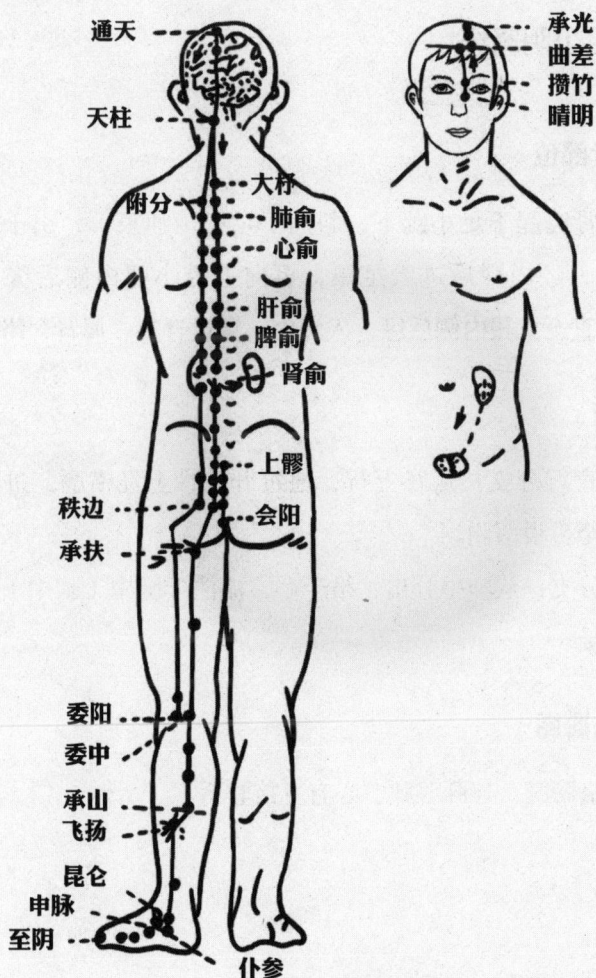

足太阳膀胱经

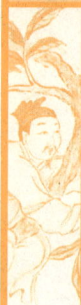

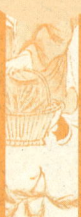

下分为两支：其一，沿肩胛内侧（大杼）始，夹脊柱两旁，下行至腰部，进入脊旁筋肉，络于肾，下属膀胱，再从腰中分出下行，夹脊旁，通于臀部，经大腿后面，进入腘窝中。其二，从肩胛内侧分别下行，通过肩胛，沿背中线旁三寸下行，过臀部，经过髋关节部（环跳），沿大腿外侧后边下行，会合于腘窝中，向下通过腓肠肌，经外踝后面（昆仑），在足跟部折向前，经足背外侧至足小趾外侧端（至阴），与足少阴肾经相接。

3. 联系脏腑

属膀胱，络肾，与心、脑有联系。

八、足少阴肾经

1. 循行部位

足少阴肾经起于足小趾下，斜向于足心（涌泉），出于舟骨粗隆下（然骨），经内踝后进入足跟，再向上沿小腿内侧后缘上行，出腘窝内侧，直至大腿内侧后缘，入脊内，穿过脊柱，属肾，络膀胱。

2. 分支

腰部的直行分支：从肾上行，通过肝脏，上经横膈，进入肺中，沿喉咙，上至舌根两侧。

肺部的分支：从肺中分出，络于心，流注于胸中（膻中），与手厥阴心包经相接。

3. 联系脏腑

属肾，络膀胱，与肝、肺、心有直接联系。

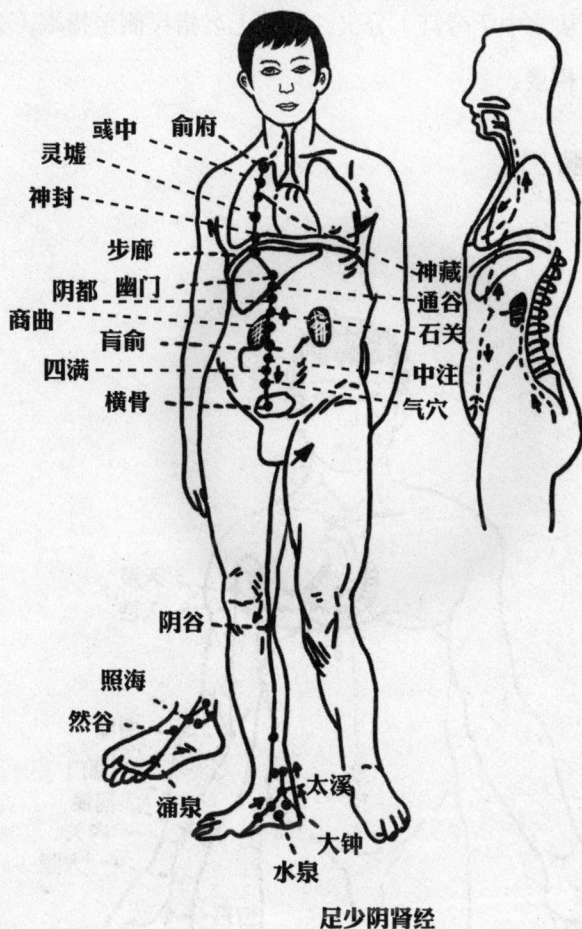

或中　俞府
灵墟
神封

步廊
阴都　幽门　　　　　　神藏
商曲　　　　　　　　　通谷
　　　肓俞　　　　　　石关
四满　　　　　　　　　中注
　　　横骨　　　　　　气穴

阴谷

照海
然谷
　　　　　　太溪
涌泉　　　大钟
　　　水泉
足少阴肾经

九、手厥阴心包经

1. 循行部位

手厥阴心包经起于胸中，出属于心包络，通过横膈，依次循序下行，通过胸部、上腹、下腹，联络三焦。

2. 分支

胸部分支：从胸中出于胁部，经腋下三寸处（天池），上行至腋窝，沿上肢内侧，于手太阴、手少阴之间，直至肘中，下向前臂，走两筋（桡侧腕屈肌腱与掌长肌腱）之间，过腕部，入掌心（劳宫），到达中指桡侧末端（中冲）。

掌中分支：从掌中（劳宫）分出，沿着无名指尺侧至指端（关冲），与手少阳三焦经相接。

3. 联系脏腑

属心包，络三焦。

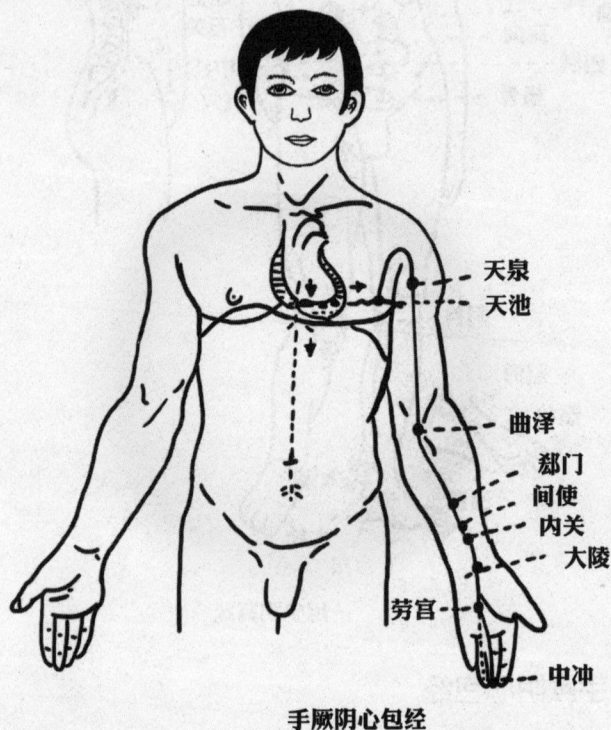

手厥阴心包经

十、手少阳三焦经

1. 循行部位

手少阳三焦经起于无名指尺侧端（关冲），沿无名指尺侧缘，上过手背，出于前臂伸侧两骨（尺骨、桡骨）之间，直上穿过肘部，沿上臂外侧，上行至肩部，交出足少阳经的后面，进入缺盆，于任脉的膻中穴处散络于心包，向下通过横膈广泛遍属三焦。

2. 分支

胸中分支：从膻中穴分出，向上走出缺盆，至项后与督脉的大椎穴交会，上走至项部，沿耳后（翳风）上行至耳上方，再屈曲向下走向面颊部，至眼眶下（颧髎）。

耳部分支：从耳后（翳风）分出，进入耳中，出走耳前（过听宫、耳门等穴），经过上关穴前，在面颊部与前一分支相交。上行至眼外角，与足少阳胆经相接。

3. 联系脏腑

属三焦，络心包。

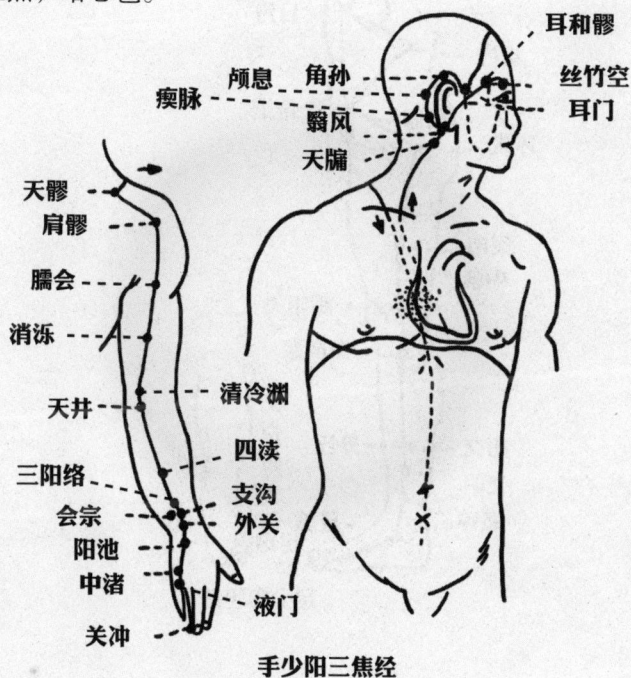

手少阳三焦经

十一、足少阳胆经

1. 循行部位

足少阳胆经起于眼外角（瞳子髎），向上到达额角部，下行至耳后（完骨），外折向上行，经额部至眉上（阳白），复返向耳后（风池），再沿颈部侧面行于少阳三焦经之前，至肩上退后，交出于少阳三焦经之后，行入缺盆部。

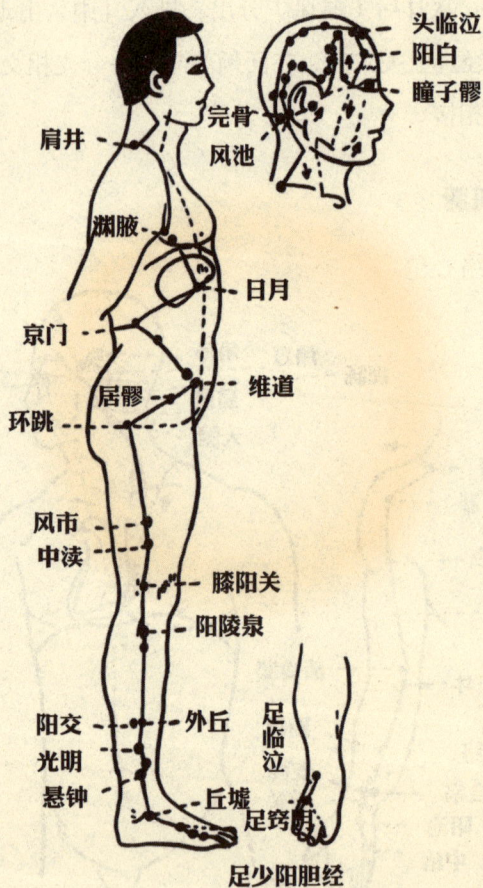

2. 分支

耳部分支：从耳后（完骨）分出，经手少阳的翳风穴进入耳中，过手太阳经的听宫穴，出走耳前，至眼外角的后方。

眼外角分支：从眼外角分出，下行至下颌部足阳明经的大迎穴附近，与手少阳经分布于面颊部的支脉相合，其经脉向下覆盖于颊车穴部，下行颈部，与前脉会合于缺盆后，下入胸中，穿过横膈，络肝，

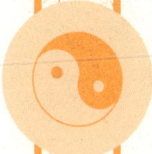

属胆，沿胁里浅出气街（腹股沟动脉处），绕阴部毛际，横向进入髋关节部（环跳）。

缺盆部直行分支：从缺盆分出，向下至腋窝，沿胸侧部，经过季胁，下行至髋关节部（环跳）与前脉会合，再向下沿大腿外侧，出膝关节外侧，行于腓骨前面，直下至腓骨下段，浅出外踝之前，沿足背外侧进入第四足趾外侧端（足窍阴）。

足背分支：从足背（足临泣）分出，沿第一、二趾骨间，出趾端，回转来通过爪甲，出于趾背毫毛部，接足厥阴肝经。

3. 联系脏腑

属胆，络肝，与心有联系。

十二、足厥阴肝经

1. 循行部位

足厥阴肝经起于足大趾爪甲后丛毛处（大敦），沿足背内侧向上，经过内踝前（中封），上行小腿内侧，经过足太阴脾经的三阴交，至内踝上八寸处交出于足太阴脾经的后面，至膝内侧（曲泉），沿大腿内侧，进入阴毛中，环绕过阴部，至小腹，挟胃两旁，属肝，络胆，向上通过横膈，分布于胁肋部，沿气管之后，向上进入鼻咽部，连接目系（眼球联系脑的部位），上经前额到达巅顶与督脉交会。

2. 分支

目系分支：从目系走向面颊的深层，下行环绕口唇之内。

肝部分支：从肝分出，穿过横膈，向上流注于肺，交于手太阴肺经。

3. 联系脏腑

属肝，络胆，与肺、胃、肾、脑有联系。

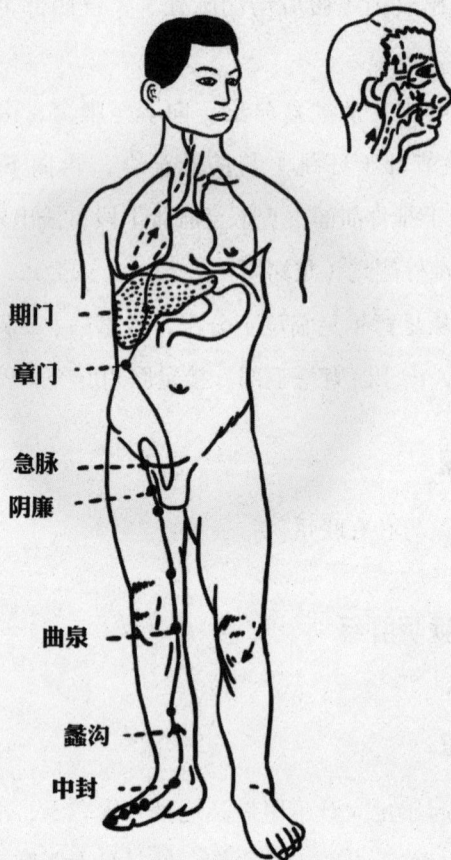

期门

章门

急脉

阴廉

曲泉

蠡沟

中封

足厥阴肝经

十三、督脉的循行及其生理功能

1. 循行部位

督脉起于小腹内，下出会阴，向后至尾骶部的长强穴，沿脊柱上行，经项部至风府穴，进入脑内，属脑，沿头部正中线，上至巅顶的百会穴，经前额下行鼻柱至鼻尖的素髎穴，过人中，至上齿正中的龈交穴。

2. 分支

第一支，与冲、任二脉同起于胞中，出于会阴部，在尾骨端与足少阴肾经、足太阳膀胱经的脉气会合，贯脊，属肾。第二支，从小腹直上贯脐，向上贯心，至咽喉与冲、任二脉相会合，到下颌部，环绕口唇，至两目下中央。第三支，与足太阳膀胱经同起于眼内角，上行至前额，于巅顶交会，入络于脑，再别出下项，沿肩胛骨内，脊柱两旁，到达腰中，进入脊柱两侧的肌肉，与肾脏相联络。

3. 生理功能

（1）调节阳经气血，为"阳脉之海"：督脉循身之背，背为阳，说明督脉对全身阳经脉气具有统率、督促的作用。另外，六条阳经都与督脉交会于大椎穴，督脉对阳经有调节作用，故有"总督一身阳经"之说。

（2）反映脑、肾及脊髓的功能：督脉属脑，络肾。肾生髓，脑为髓海。督脉与脑、肾、脊髓的关系十分密切。

（3）主生殖功能：督脉络肾，与肾气相通，肾主生殖，故督脉与生殖功能有关。

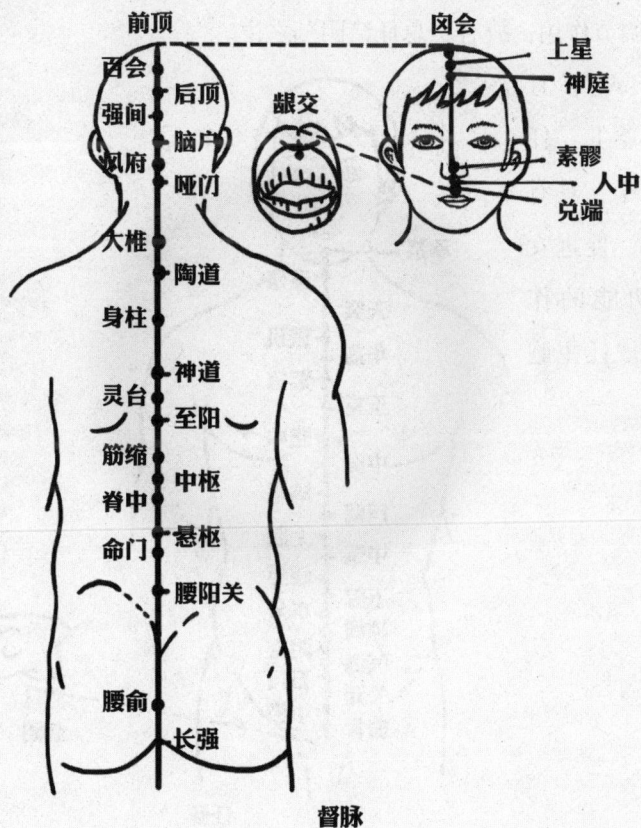

督脉

十四、任脉的循行及其生理功能

1. 循行部位

任脉起于胞中，下出于会阴，经阴阜，沿腹部正中线上行，经咽喉部（天突），到达下唇内，左右分行，环绕口唇，交会于督脉之龈交穴，再分别通过鼻翼两旁，上至眼眶下（承泣），交于足阳明经。

2. 分支

由胞中贯脊，向上循行于背部。

3. 生理功能

（1）调节阴经气血，为"阴脉之海"：任脉循行于腹部正中，腹为阴，说明任脉对一身阴经脉气具有总揽、总任的作用。另外，足三阴经在小腹与任脉相交，手三阴经借足三阴经与任脉相通，因此任脉对阴经气血有调节作用，故有"总任诸阴"之说。

（2）调节月经，妊养胎儿：任脉起于胞中，具有调节月经，促进女子生殖功能的作用，故有"任主胞胎"之说。

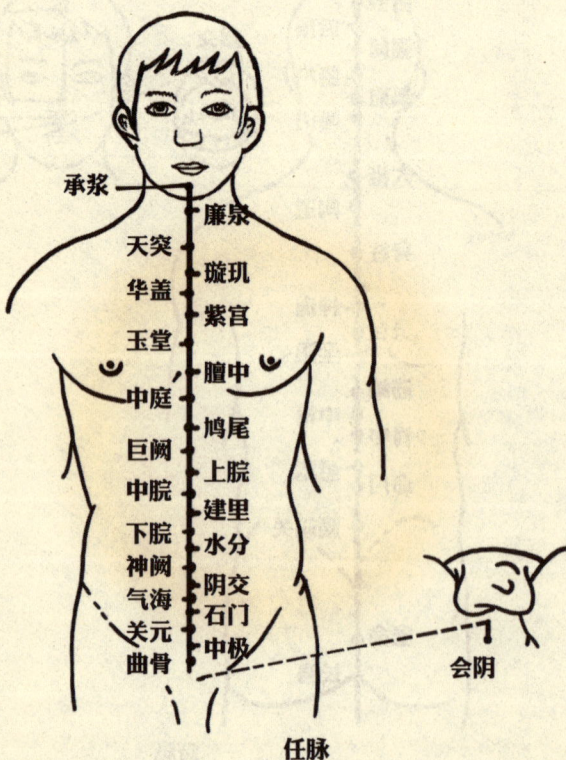

承浆 廉泉 天突 璇玑 华盖 紫宫 玉堂 膻中 中庭 鸠尾 巨阙 上脘 中脘 建里 下脘 水分 神阙 阴交 气海 石门 关元 中极 曲骨 会阴

任脉

第❺章
中药与方剂

什么是中药

中药的发明和应用，在我国有着悠久的历史、独特的理论体系和应用形式，充分反映了我国历史文化、自然资源的特点，因此人们习惯把凡是以中国传统医药理论指导采集、炮制、制剂，说明作用机理，指导临床应用的药物，统称为中药。

简而言之，中药就是指在中医理论指导下，用于预防、治疗、诊断疾病并具有康复与保健作用的物质。它对维护我国人民健康、促进中华民族的繁衍昌盛做出了重要贡献。

了解致病原因，选择适合的中药

中药治疗是中医治疗体系的两大支柱之一。要想成功地发挥中药的治疗效果，首先要辨明所患疾病的证型，然后选出对应体质和症状的中药进行组合。这一环节相当重要，因此即使是相同的症状，根据病人的体质等不同，所适合的药物也不尽相同。选择适合各种病症的中药的关键是要弄清楚其症状是由于外因所导致的，还是因为身体自身功能障碍所引起的。

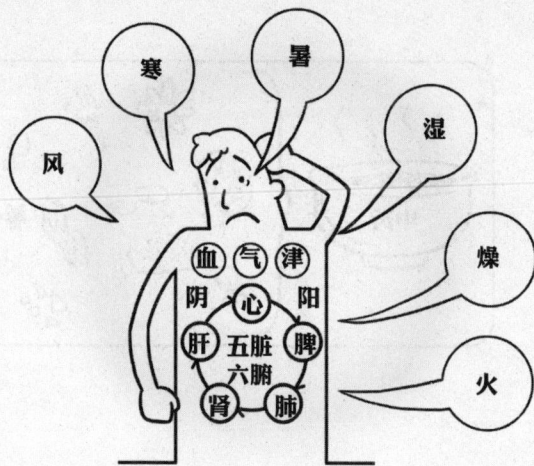

113

例如，腰痛分为由于寒湿邪气侵袭而导致的实证腰痛，由于肾脏功能低下所引起的肾虚腰痛，以及血液瘀滞所造成的血瘀腰痛三种类型。若出现针刺样疼痛，活动或摇动时疼痛增强者，考虑可能是血瘀型腰痛。若被确诊为血瘀腰痛，则可以选择桂枝茯苓丸以及通导散等中药进行治疗。

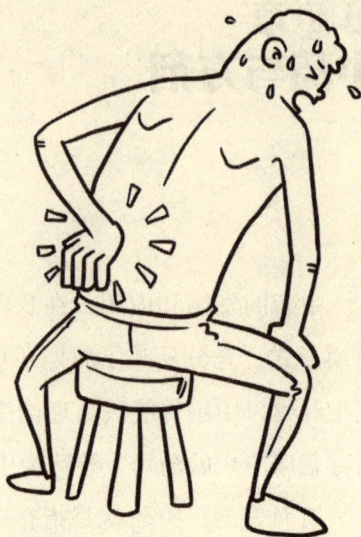

中药的配伍

中药的配伍是按照病情的不同需要和药物的不同特点，有选择地将两种以上的药物合在一起应用。从中药的发展史来看，在中医药萌芽时代，人们治疗疾病一般都是采用单味药物的形式，后来由于药物品种日趋增多，人们对药性特点不断明确，对疾病的认识逐渐深化，由于疾病可表现为数病相兼，或表里同病，或虚实互见，或寒热错杂等复杂病情，因而人们用药也就由简到繁，出现了多种药物配合应用的方法，并逐步积累了配伍用药的规律，从而既照顾到复杂病情，又增加了疗效，减少了毒副作用。

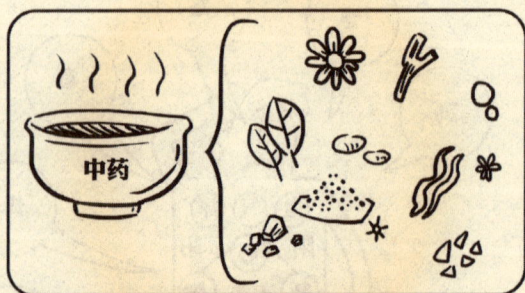

中药

《神农本草经·序例》将各种药物的配伍关系归纳为"有单行者，有相须者，有相使者，有相畏者，有相恶者，有相反者，有相杀者，凡此七情，合和视之"。

单行：是单用一味药来治疗某种病情单一的疾病。如古方独参汤，即单用一味人参，治疗大失血所引起元气虚脱的危重病证；清金散，即单用一味黄芩，治疗肺热出血的病证。马齿苋治疗痢疾，夏枯草膏消瘿瘤，益母草膏调经止痛，鹤草根芽驱除绦虫，柴胡针剂发汗解热，丹参片剂治疗胸痹绞痛等，都是行之有效的治疗方法。

相须：是两种功效类似的药物配合应用，可以增强原有药物的功效。如麻黄配桂枝，能增强发汗解表、祛风散寒的作用；知母配贝母，可以增强养阴润肺、化痰止咳的功效；附子、干姜配合应用，以增强温阳守中，回阳救逆的功效。陈皮配半夏，以加强燥湿化痰、理气和中之功；全蝎、蜈蚣同用，能明显增强平肝息风、止痉定搐的作用。相须构成了复方用药的配伍核心，是中药配伍应用的主要形式之一。

相使：是以一种药物为主，另一种药物为辅，两药合用，辅药可以提高主药的功效。如黄芪配茯苓治脾虚水肿，黄芪为健脾益气、利尿消肿的主药，茯苓淡渗利湿，可增强黄芪益气利尿的作用；枸杞子配菊花治目暗昏花，枸杞子为补肾益精、养肝明目的主药，菊花清肝泻火，兼能益阴明目，可以增强枸杞的补虚明目的作用；石膏配牛膝治胃火牙痛，石膏为清胃降火、消肿止痛的主药，牛膝引火下行，可增强石膏清火止痛的作用；白芍配甘草治血虚失养，筋挛作痛，白芍为滋阴养血、柔筋止痛的主药，甘草缓急止痛，可增强白芍荣筋止痛的作用；黄连配木香治湿热泻痢，腹痛里急，黄连为清热燥湿、解毒止痢的主药，木香调中宣滞，行气止痛，可增强黄连清热燥湿、行气化滞的功效。

相畏：就是一种药物的毒副作用能被另一种药物所抑制。如半夏畏生姜，即生姜可以抑制半夏的毒副作用，生半夏可"戟人咽喉"，令人咽痛音哑，用生姜炮制后成姜半夏，其毒副作用大为减轻了；甘遂畏大枣，大枣可抑制甘遂峻下逐水、减伤正气的毒副作用；熟地黄畏砂仁，砂仁可以减轻熟地黄滋腻碍胃、影响消化的副作用；常山畏陈皮，陈皮可以缓和常山截疟而引起恶心、呕吐的胃肠反应。

相杀：是一种药物能够消除另一种药物的毒副作用。如羊血杀钩吻毒，金钱草杀雷公藤毒，麝香杀杏仁毒，绿豆杀巴豆毒，生白蜜杀乌头毒，防风杀砒霜毒等。

相恶：是一种药物能破坏另一种药物的功效。如人参恶莱菔子，莱菔子能削弱人参的补气作用，生姜恶黄芩，黄芩能削弱生姜温胃止呕的作用。近代研究显示，吴茱萸有降压作用，但与甘草同用时，这种作用即消失，也可以说吴茱萸恶甘草。

相反：是两种药物同用能产生剧烈的毒副作用。如甘草反甘遂，贝母反乌头等用药禁忌"十八反""十九畏"中的若干药物。

中药的种类

中药主要来源于天然药及其加工品，包括植物药、动物药、矿物药及部分化学、生物制品类药物。由于中药以植物药居多，故有"诸药以草为本"的说法。五代韩保昇也说："药有玉石草木虫兽，而直言本草者，草类药为最多也。"因此，自古把中药称为本草。此外，草药，系指广泛流传于民间，在正规中医院应用不太普遍，为民间医生所习用，且加工炮制尚欠规范的部分中药。中草药，实则是指中药和草药的混称。由此可见，草药、中草药与中药、本草没有质的区别，为避免混淆，应统一于中药的概念中。

所谓民族药，是指中国少数民族地区所习用的药物，其药源与中药基本相同，它是在吸收中医药学及国外医药学相关理论和经验的基础上，又在实践中逐步发展形成具有民族医药学特色和较强地域性的药物，如藏药、蒙药、维药、傣药、苗药、彝药等。广而言之，民族药与中药同样都是中国传统医药的一个重要组成部分。

中成药则是以中药材为原料，在中医药理论指导下，按规定的处方和方法，加工制成一定的剂型，标明药物作用、适应证、剂量、服法，供医生、病人直接选用，符合药品法规定的药物。中成药也就是中药复方或单方使用的成品药剂，自然也是中国传统医药的一个重要组成部分。

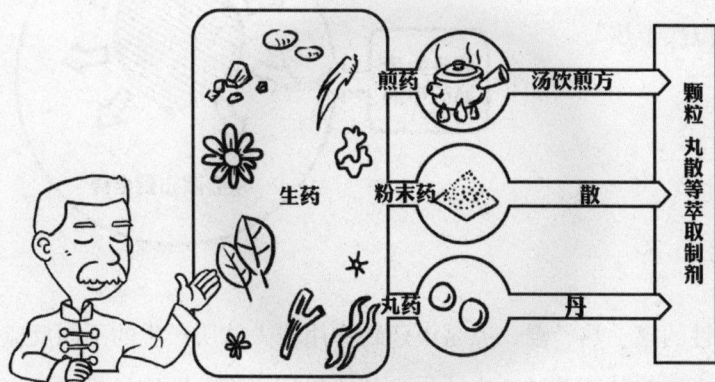

中药的作用与特点

《神农本草经·序例》云："药有酸咸甘苦辛五味，又有寒热温凉四气。"这是有关药性基本理论中四气五味的最早概括。每味药物都有四气五味的不同，因而也就具有不同的治疗作用。历代本草在论述药物的功用时，首先标明其气和味，可见气与味是药物性能的重要标志之一，这对于认识各种药物的共性和个性以及临床用药都有实际意义。

四气，就是寒、热、温、凉四种不同的药性，又称四性。它反映了药物对人体阴阳盛衰、寒热变化的作用倾向，为药性理论的重要组成部分，也是说明药物作用的主要理论依据之一。四气之中寓有阴阳含义，寒凉属阴，温热属阳，寒凉与温热是相对立的两种药性，而

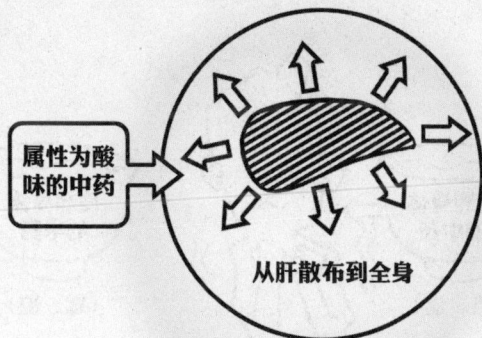

属性为酸味的中药

从肝散布到全身

寒与凉、温与热之间则仅是程度上的不同，即"凉次于寒""温次于热"。

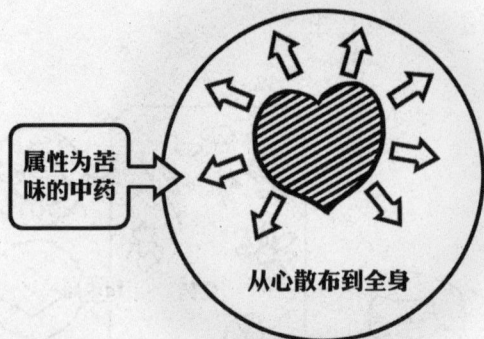

属性为苦味的中药 → 从心散布到全身

药性的寒、热、温、凉是由药物作用于人体所产生的不同反应和所获得的不同疗效而总结出来的，它与所治疗疾病的性质是相对而言的。如病人表现为高热烦渴、面红目赤、咽喉肿痛、脉洪数等，这属于阳热证，用石膏、知母、栀子等药物治疗后，上述症状得以缓解或消除，说明它们的药性是寒凉的；反之，如病人表现为四肢厥冷、面色发白、脘腹冷痛、脉微欲绝等，这属于阴寒证，用附子、肉桂、干姜等药物治疗后，上述症状得以缓解或消除，说明它们的药性是温热的。

一般来讲，寒凉药分别具有清热泻火、凉血解毒、滋阴除蒸、泻热通便、清热利尿、清化热痰、清心开窍、凉肝息风等作用；而温热药则分别具有温里散寒、暖肝散结、补火助阳、温阳利水、温经通络、引火归源、回阳救逆等作用。

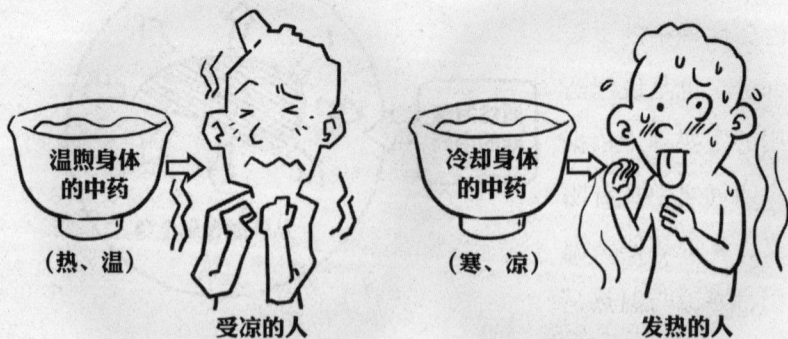

温煦身体的中药（热、温） → 受凉的人

冷却身体的中药（寒、凉） → 发热的人

所谓五味，是指药物有酸、苦、甘、辛、咸五种不同的味道，因而具有不同的治疗作用。

辛："能散、能行"，即具有发散、行气行血的作用。一般来讲，解表药、行气药、活血药多具有辛味。因此辛味药多用治表证及气血阻滞之证。如苏叶发散风寒，木香行气除胀，川芎活血化瘀等。此外，《内经》云："辛以润之"，就是说辛味药还有润养的作用，如款冬花润肺止咳，菟丝子滋养补肾等。

甘："能补、能和、能缓"，即具有补益、和中、调和药性和缓急止痛的作用。一般来讲，滋养补虚、调和药性及制止疼痛的药物多具有甘味。甘味药多用治正气虚弱、身体诸痛及调和药性、中毒解救等。如人参大补元气，熟地黄滋补精血，饴糖缓急止痛，甘草调和药性并解药食中毒等。

酸："能收、能涩"，即具有收敛、固涩的作用。一般固表止汗、敛肺止咳、涩肠止泻、固精缩尿、固崩止带的药物多具有酸味。酸味药多用治体虚多汗、肺虚久咳、久泻肠滑、遗精滑精、遗尿尿频、崩带不止等证。如五味子固表止汗，乌梅敛肺止咳，五倍子涩肠止泻，山茱萸涩精止遗，赤石脂固崩止带等。

苦："能泄、能燥、能坚"，即具有清泻火热、泄降气逆、通泄大便、燥湿、坚阴（泻火存阴）等作用。一般来讲，清热泻火、下气平喘、降逆止呕、通利大便、清热燥湿、苦温燥湿、泻火存阴的药物多具有苦味。苦味药多用治热证、火证、喘咳、呕恶、便秘、湿证、阴虚火旺等。如黄芩、栀子清热泻火，杏仁、葶苈子降气平喘，半夏、陈皮降逆止呕，大黄、枳实泄热通便，龙胆草、黄连清热燥湿，苍术、厚朴苦温燥湿，知母、黄柏泻火存阴等。

咸："能下、能软"，即具有泻下通便、软坚散结的作用。一般来讲，泻下或润下通便及软坚散结的药物多具有咸味。咸味药多用治大便燥结、痰核、瘿瘤、癥瘕痞块等。如芒硝泄热通便，海藻、牡蛎消散瘿瘤，鳖甲软坚散结等。

《素问·宣明五气篇》说："酸入肝（属木），苦入心（属火），甘入脾（属土），辛入肺（属金），咸入肾（属水）。"即作了概括的说明。

中药的服用方法

汤药一般每次煮 1 日的药量，再分 2 ~ 3 次服用。煎煮时，将 1 日剂量的中药与适量的水一起放入砂锅等容器，用大火煮开后改为小火，煮至大约水量剩下一半。中药煮过之后，需要立即过滤药渣。所以，应事先将药装入药袋里煎煮，之后只要将药袋取出即可，非常方便。不立刻服用的汤药应该放在凉爽通风处保存，如果气温过高，最好放入冰箱里。

中药中浓缩萃取的药剂较多为粉末状，一般不主张像西药一样，用水送服。最好用开水将药物溶解后再服用。也就是说，尽量以接近煎煮的汤药状态服用为佳。这样做不但可以使药物顺利进入胃肠，能够更好地被身体吸收，还可以利用药物的味道和香气的刺激，提高中药的治疗效果。但如果对药物的味道或气味比较敏感的人，不必勉强这样做。可以用水送服，或者将药物用米纸包好服用即可。最重要的还是要达到所要求的药物用量。另外，茶和果汁等与中药混在一起，会和中药的成分之间相互影响，可能会降低药效，所以应该尽量避免。

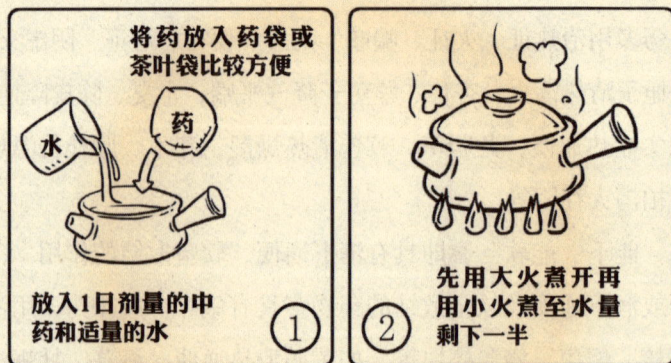

将药放入药袋或茶叶袋比较方便

水　药

放入1日剂量的中药和适量的水　①

② 先用大火煮开再用小火煮至水量剩下一半

③ 分2～3次服用

④ 剩余汤药应该放置在阴凉处保存

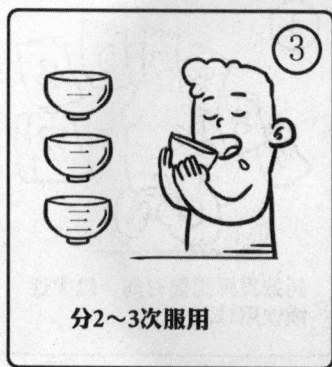

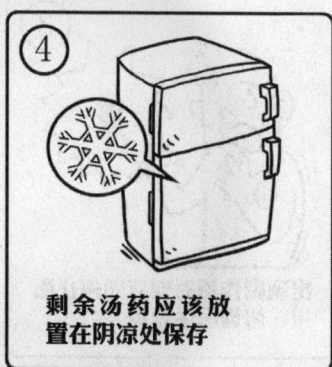

一般选在吃饭前或两顿饭之间服用中药。这是因为空腹时服用药物，有效成分比较容易被身体吸收。如果药物和食物一起进入胃里，药物从胃流入肠道需要的时间很长，对吸收造成不利影响。并且，空腹服用时，即使是作用很强的生药，也会在胃酸的作用下变得缓和。如果饭前服用，最好提前30分钟以上，如果两顿饭之间服用，最好与上一顿饭相隔3个小时。

但是根据个人体质和中药的种类不同，有些药物有可能要求饭后服用。如果单凭个人的判断，有时会折损药物的疗效，所以病人应按照医生或药剂师的指导服用。

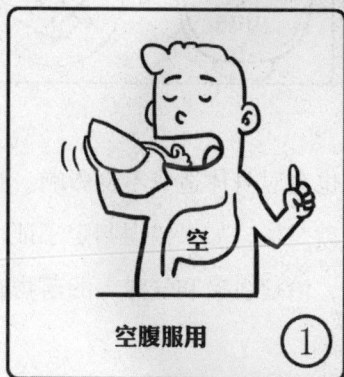

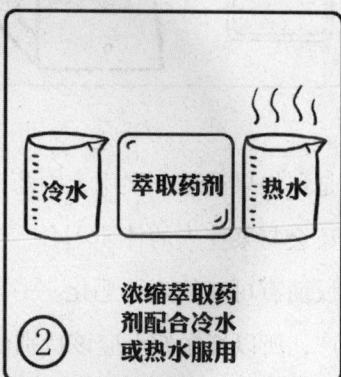

① 空腹服用

② 冷水　萃取药剂　热水
浓缩萃取药剂配合冷水或热水服用

③ 出现副作用时要立即停止服用，咨询医生意见

④ 药效发挥需要时间，最少连续饮用1周

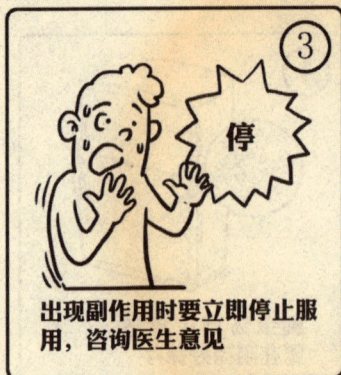

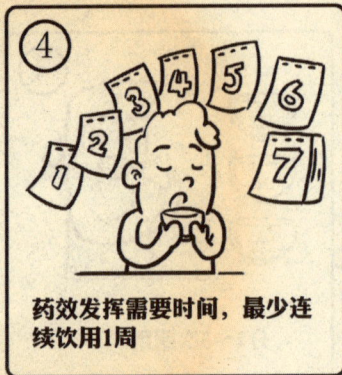

中药的副作用

中药直接利用自然界的植物等，在长期的历史实践中，其安全性也得到了验证，所以副作用比较少。而且多种中药组合在一起，其作用也被有效地控制了。

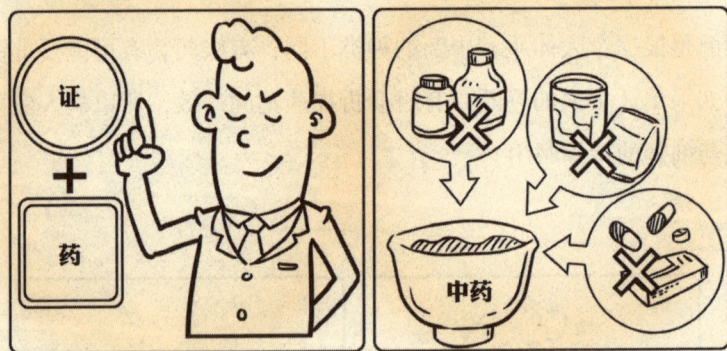

但是，如果误选、误用了中药，也会对身体造成不良影响。有些中药有时还会与某些人的体质不合，也就是说，如果错误判定了证，开出的中药反而有可能使病情恶化。另外，治疗血瘀和气滞等的药物有可能导致流产，所以妊娠妇女应该特别注意。

中药与西药、营养补充剂一起服用时，有可能相互影响药效，所以与其他药物一起服用之前，咨询有关专家是非常重要的。

中药的治疗方法

中药处方有两个特点，即同病异治和异病同治。所谓同病异治是指相同的疾病，使用不同的药方进行医治。如相同的感冒，可分为风邪、火热等类型，导致疾病的病邪不同，症状也有所不同。另外，根据病人的体质和生活习惯等，症状也会不同。也就是说，虽然都被称为感冒，但分为多种证型，治疗时需要对应不同的证，选用不同的处方。

相反，考虑疾病最根本的原因和病人的体质，不同的疾病也可以选用相同的药方进行治疗，这叫做异病同治。如痛经和膝关节的神经痛，表面看是两个完全没有关联的疾病，但都是由于血瘀造成的，所以可以采用相同的治疗血瘀的药方。

可以说，中医不是根据疾病治疗，而是根据每个人的体质和症状进行辨证论治，这也是中医的主要治疗特点。

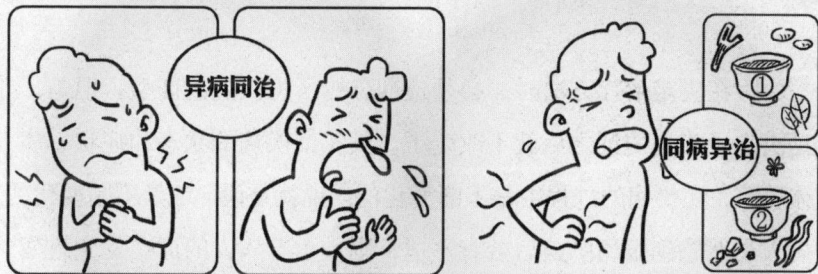

中药亦可预防"未病"

中药的作用不单是治疗疾病。即使被医生告知"哪里都没有问题"，仅仅是身体状态不好（未病），中医也能对其加以预防治疗。

例如，胃肠虚弱、容易感冒者，平时所表现的症状并没有达到疾病的程度。可是，中医按照"治未病"的原则，可以利用药方改善体质。也就是说，通过中药的治疗，可以使病人少患感冒，增强体力。

另外，如血瘀所导致的肩部酸痛、头痛等症状，均有发展成为动脉硬化、脑梗死等病的可能，利用中药可以其症状控制在未病阶段进行治疗。其结果有效预防了其他疾病的发生。

所以说，中药的使用不但在疾病的治疗过程中有意义，同时能够有效地预防疾病的发生。

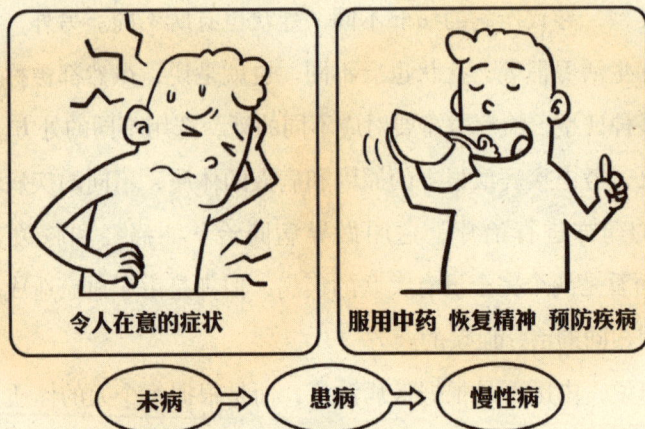

令人在意的症状

服用中药 恢复精神 预防疾病

未病 ➡ 患病 ➡ 慢性病

中药处方应随时调整

中医在决定治疗方法时，必须透彻分析所患疾病的证型。但是，并不是决定了疾病的证之后就不改变了。其实，疾病的状态和症状、病人的体质等，在疾病的进程中是不断变化的。也就是说，证是不断变化的。若病人突然感到服用中药后会有不适，则预示着病人的证在发生改变，应及时调整药方。

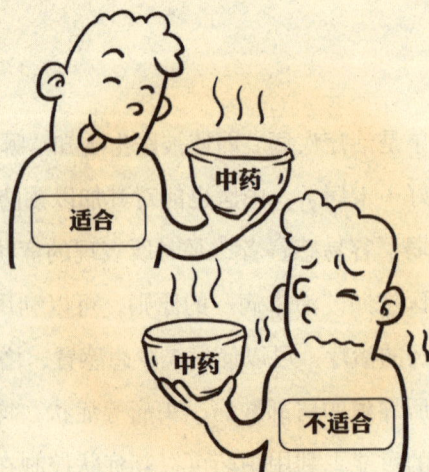

适合

中药

中药

不适合

因此，如果证发生改变，就需要更换适合的中药处方。在疾病的初期，应该仔细观察服药后的身体状况和症状的变化，还要注意证的变化，以调整适合的药方。这种先分析证型，再根据证用药治疗的方法称为辨证论治。若病情进入稳定时期或转为慢性疾病，则可能需要长期服用相同的药方。

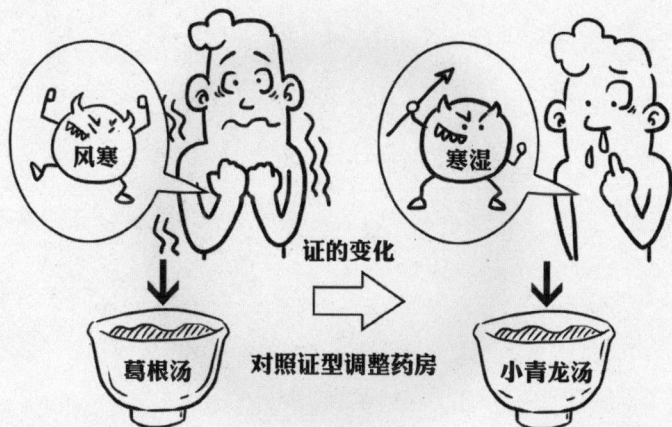

风寒

寒湿

证的变化

葛根汤

对照证型调整药房

小青龙汤

中药可以和西药一起服用吗

一般来说，中药和西药一起服用是没有问题的。实际上，医生在开处方的时候，大多数情况是用中药和西药配合进行治疗的。但是，依靠自己的判断混合服用是不可以的。因为混合服用的话，有些中药的成分会干扰西药的效果。相反地，有些西药的成分也会抑制中药的有效发挥。因此，当出现需要中药与西药合用的情况，都应在医生的指导下服用。

中药服用多久才合适

有人认为，中药需要长期服用才能收到效果，但实际上并不一定如此。如患有感冒等急性病者，有时服用 1 次中药就能立刻退热。

但如果想改善体质或医治慢性疾病，则还是需要坚持服用一段时间

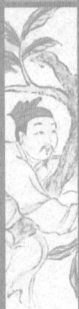

才能取得疗效。而且，根据症状的变化，要不断改变中药的处方。

至于服用多长时间才能收到疗效，没有明确的答案，有的人服用 1～2 个月就可以取得效果，而有的人服用半年才能取得效果。因此，每天耐心地坚持服药才是最重要的。

第六章
食疗的魅力

了解食物的性质与分类

中医有"药食同源"之说。要想使身体健康，提高自身免疫力，当然不能缺少食物的摄入。利用食物的不同功效，改善各种身体不佳状态，以及疲劳难以恢复等未病状态，对疾病的预防起很重要的作用。像这样，利用每天的食物来改善身体失调的状态，维持健康的做法被称为食疗养生。

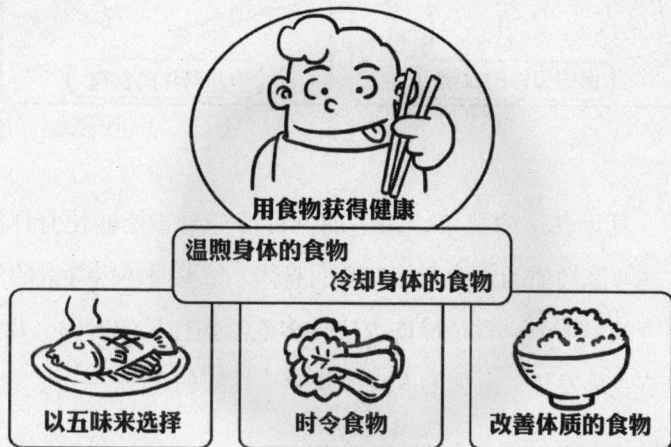

用食物获得健康

温煦身体的食物

冷却身体的食物

| 以五味来选择 | 时令食物 | 改善体质的食物 |

食物分为能温煦身体和冷却身体两种。这种性质被称为食物的"性"。与生药相同，食物也从温煦作用较强的性质开始，依次分为热性、温性、凉性、寒性四种，再加上平性，合称为"五性"。

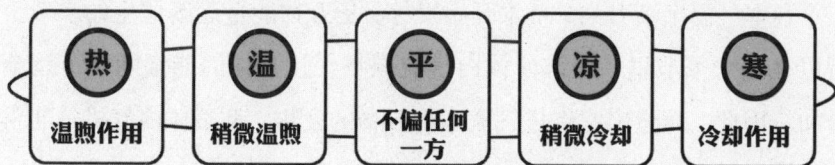

热	温	平	凉	寒
温煦作用	稍微温煦	不偏任何一方	稍微冷却	冷却作用

在实际生活中，只知道大致的温煦身体和冷却身体两种作用就足够了。

例如，食用辣椒、生姜等食物后身体会发热、出汗，从经验上我们就已经知道了此类食物属于具有温煦身体作用的温热性食物，一般可以促进血液循环，提高身体的各种功能。

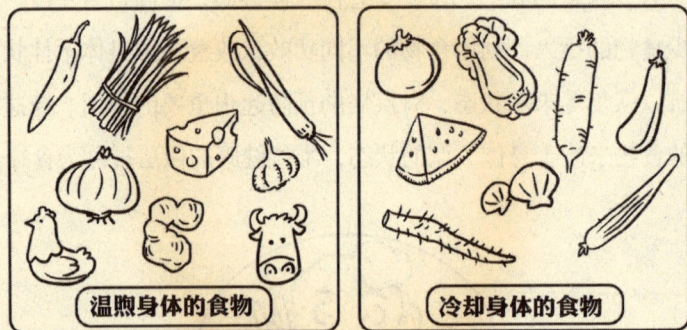

| 温煦身体的食物 | 冷却身体的食物 |

另外，夏天食用的蔬菜，如冬瓜、黄瓜等属于能够使身体降温的食物，这些寒凉性质的食物还具有滋润身体、解除身体内毒素的作用。

在寒冷的季节或自觉怕凉的人应该多吃温热性质的食物。相反，在炎热的季节或是发热、上火的人宜多吃寒凉性质的食物。

选择时令食物

中医学认为，人生活在自然环境中，是自然环境的一部分。因此，选择食物时，如果能参考季节的变化或气候等因素，就能够有利于健康。

春季适宜的食物

春季气温渐渐升高，草木开始发芽，是万物能量逐渐催生的季节。所以在这个季节里，应该使体内气流顺畅，让身体的能量随季节逐渐增加。因此，尽量多吃促进气流运行顺畅的食物，调整体内气机是非常必要的。

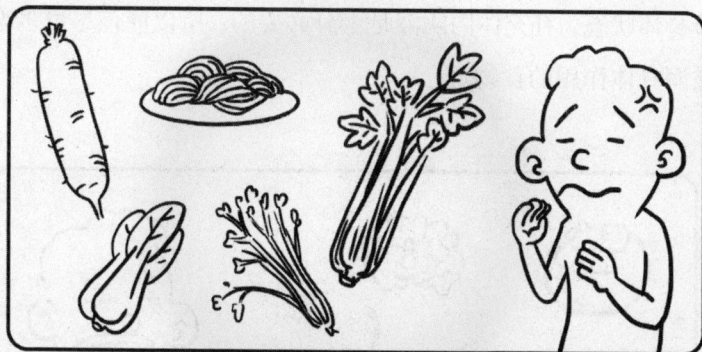

夏季适宜的食物

炎热的夏季非常容易使人疲劳。所以，有效地控制体内的热量，调整与外界的平衡关系是很重要的。

在夏季，虽然应该尽量吃使身体降温的食物，但是不宜过多食用冷饮、凉面和生的食物。如果因为热而多吃了生冷食物，会直接损伤胃肠，增加胃肠的负担，反而使身体更容易疲劳。

因此，夏天应该适当选择能降温的食物材料，经过烹调后再食用，尽量避免伤害脾胃。另外，夏天还是一个湿气比较重的季节，所以多吃具有除痰湿、利尿作用的食物也对身体非常有利。

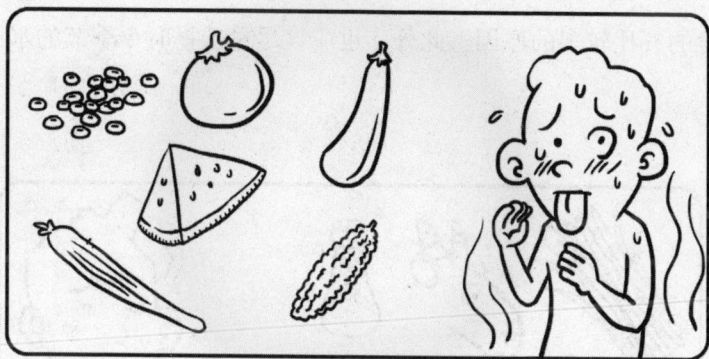

秋季适宜的食物

从秋季过渡到冬季是一个气温逐渐下降，空气变得干燥的过程。在这个季节里，喜润恶燥的肺脏功能下降，非常容易患上感冒等疾病。因此调节身体状态，补充体内阴液是十分必要的。所以应该尽量多吃补阴、具有滋润身体作用的食物。

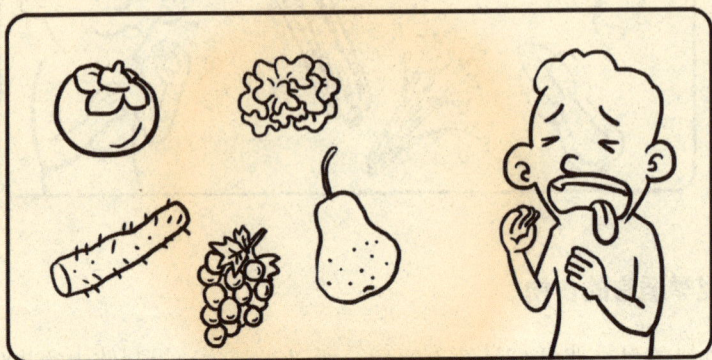

冬季适宜的食物

严寒的冬季，由于外界环境较冷，容易引起身体各种失调。因此，温煦身体非常重要，应该尽量食用具有温煦身体的食物，预防着凉、受寒等疾病的出现。人们所吃的大多数食物也同人类一样是一种生物。也就是说，食物内部也有气在运行流动。非人工的、在自然环境中生长的时令蔬菜，充分受到太阳的照射，蔬菜内部饱含气。因此，多吃时令蔬菜可以充分摄取具有生命力的气。时令蔬菜比较好吃，大概也是因为它们所含的气比较多的原因。此外，也应该尽量选择时令季节的水产品和水果。

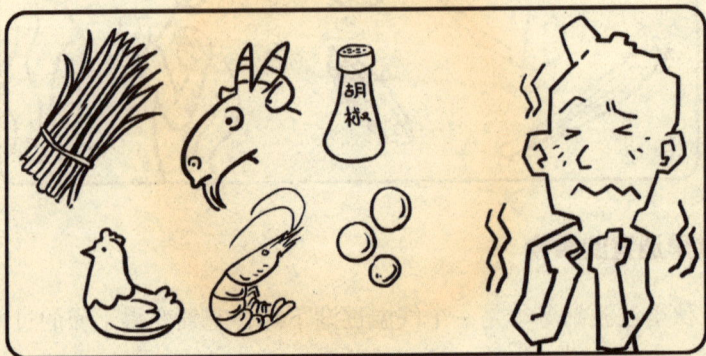

用食物改善体质

人的体质分为六种。

阳虚体质

阳虚体质是温煦身体、维持身体生命活动的阳气不足所导致的身体状态。包括肾阳虚、脾阳虚等。表现为手脚发凉、寒证等。所以此类人比较适宜食用温煦身体的热性食物，如韭菜、辣椒、生姜、大蒜、虾、羊肉、鸡肉等。

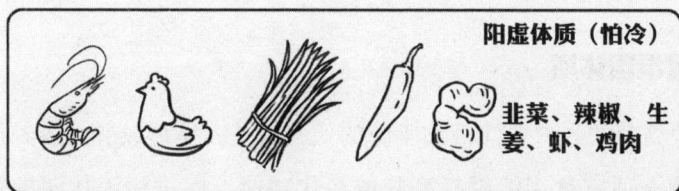

阳虚体质（怕冷）

韭菜、辣椒、生姜、虾、鸡肉

阴虚体质

阴虚体质是减少身体热量、滋润身体的阴液不足的身体状态，包括津液不足等。表现为发热、上火等症状。这一类型的人适合食用白菜、山药、螃蟹、鱿鱼、海蜇、梨、葡萄等能够使身体降温的食物。

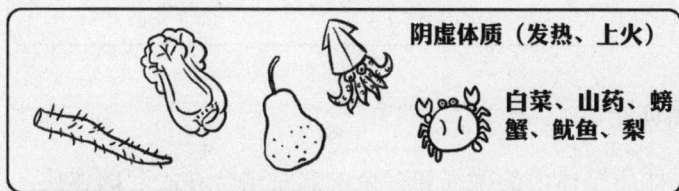

阴虚体质（发热、上火）

白菜、山药、螃蟹、鱿鱼、梨

气血两虚体质

气血两虚体质是一种气和血都不足的身体状态，表现为容易疲劳、目眩等症状。补气一般可以选择糯米、胡萝卜、土豆、豆腐、肉类等。补血的食物有菠菜、胡萝卜、鱿鱼和羊肉等。

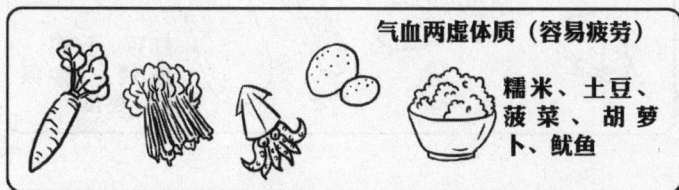

气血两虚体质（容易疲劳）

糯米、土豆、菠菜、胡萝卜、鱿鱼

气滞血瘀体质

这是一种气血运行较差，容易产生焦躁不安情绪，身体经常出现疼痛的体质类型。为使气流顺畅，可以选择荞麦面、萝卜和橘子等食物。如果想要改善血液循环，推荐选择大蒜、韭菜、木耳和醋等食物。

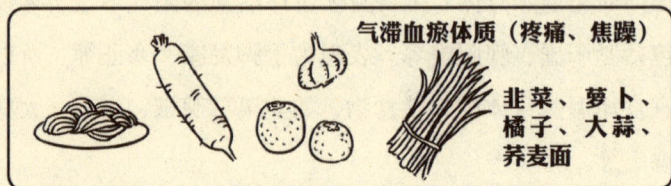

气滞血瘀体质（疼痛、焦躁）

韭菜、萝卜、橘子、大蒜、荞麦面

脾虚湿困体质

这种类型的人一般津液和脂肪的代谢较差，体形较胖，容易出现浮肿。此类人适宜食用能够提高脾的运化功能、促进津液代谢的薏米、蚕豆、扁豆、豌豆等食物。

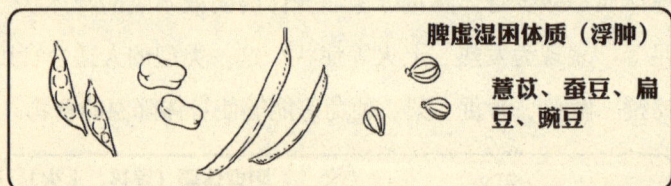

脾虚湿困体质（浮肿）

薏苡、蚕豆、扁豆、豌豆

湿热体质

湿热体质是体内的湿气和多余的热量结合在一起的体质。这种类型的人一般有怕热、常出现粉刺、身体较胖等表现。食用红豆、西瓜、猕猴桃、莲藕、冬瓜等，可以使多余的水分排出，消除多余热量，改善体质。

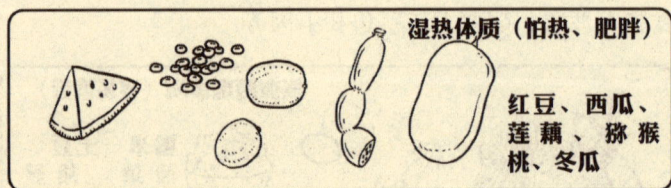

湿热体质（怕热、肥胖）

红豆、西瓜、莲藕、猕猴桃、冬瓜

摄取适合身体的食物

养生的基本原则是避免食用不利于身体健康的食物。常年的饮食习惯造就了一个人的体质，往往也成为症状出现的根本原因。

寒证的病人也许正是常常吃生冷食物或大量饮用冷饮的人，相反，有些容易上火的人也十分喜欢热性的肉类、酒类等。诸如上述情况，应该在积极摄取对身体有益的食物的同时，尽量避免食用不适合体质的食物。另外，即使同样具有发冷症状，也要根据疾病类型的不同，而选择不同的食物。

阳虚型

由于身体阳气不足所导致。需要选择补益身体阳气的食物来增加温煦身体的力量。如大葱、生姜、虾、羊肉、鸡肉等。

气滞型

由于气的流通出现障碍，导致气流不能顺利到达身体末梢而引起的。需要选择促进气的运行以及补血的食物，调整气机流通来改善寒证。如芹菜、萝卜、山楂、鱿鱼等。

阳虚型适合的食物　　　气滞型适合的食物

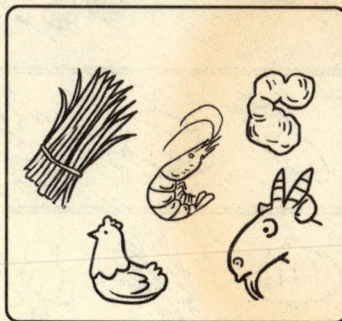

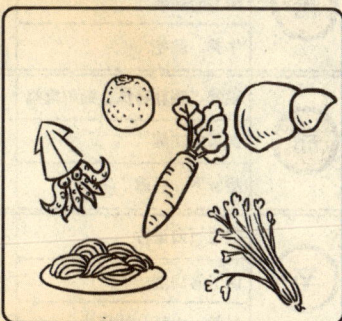

中医启蒙丛书

零起点学中医

食物的性味——五味

中医将味道分为酸味、苦味、甘味、辛味和咸味五种，它们各自有其特点和功能。

酸味：有收缩筋骨，减少汗液和尿液的排出等作用。对多汗、尿频、腹泻、流涕不止等病症有很好的效果。

苦味：有排出体内过多的热量和水分的作用。对治疗发热、便秘、胃胀等有效。

甘味：即甜味，有滋养、强壮身体，缓和疼痛的作用。疲劳或胃痛时不妨一试。

辛味：有促进气血流畅、消除阻滞的功能。在感冒初期或是食欲不振时可以发挥其疗效。

咸味：有软化坚硬之物、消除结节等作用，对便秘和肩颈疼痛有疗效。

另外，五味是基于五行理论而产生的，所以与五脏中肝、心、脾、肺、肾有一一对应的关系，五味还具有调节相应脏腑功能的作用。

酸	阻止汗液、尿液的排出	
	调节肝功能	
	柠檬、苹果、梅子	

苦	促进热量和水分的排出	
	调节心功能	
	牛蒡、款冬	

甜	滋养、强壮身体，缓解疼痛	
	调节脾功能	
	胡萝卜、豆腐、牛肉	

辛	促进气血运行	
	调节肺功能	
	洋葱、大蒜、韭菜	

咸	软化坚硬结节	
	调节肾功能	
	酱油、海带、海蜇	

既没有温煦身体的作用，又没有使身体变凉作用的食物的性质被称为平性。

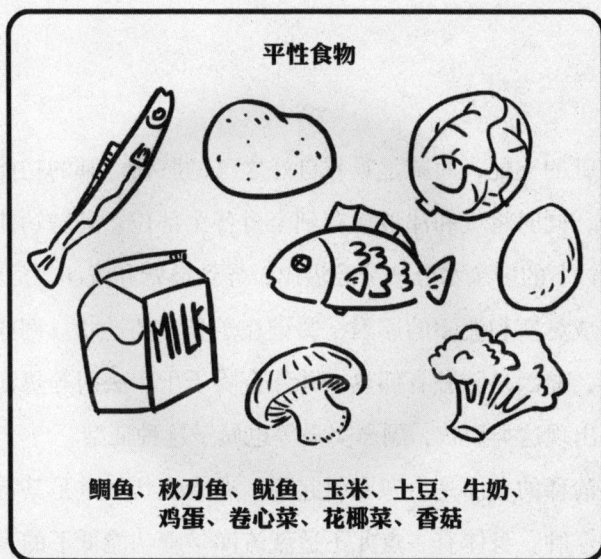

平性食物

鲷鱼、秋刀鱼、鱿鱼、玉米、土豆、牛奶、鸡蛋、卷心菜、花椰菜、香菇

第七章
局部病症的中医疗法

流涕、鼻塞的调养

鼻受肺脏的支配，而肺是吸收自然之气的脏器。肺的功能是保证气的出入顺畅，同时将气和津液输布到全身各个部位。若肺功能下降，则被称为"伏饮"的多余水分从鼻腔溢出，导致鼻塞和流涕等症状的发生。

区分造成鼻塞和流涕的原因，关键在于鼻涕的性状。例如，流颜色发黄的鼻涕，原因是肺脏有郁热，并伴有嗓子干、头痛等热证表现。感冒后期常常出现这类症状，副鼻窦炎等也属于这种证型。

流大量清稀的鼻涕是由寒邪引起的。遇冷症状加重是其特点，且身体一般伴有浮肿。身体有一点儿不适就流涕是脾功能低下的表现，根本原因是由于防御外邪入侵的卫气较弱造成的。所以只要提高肺脏的功能，就能改善流涕和鼻塞等症状，健康正常地呼吸。

肺经郁热——鼻涕发黄的调理

肺脏郁热则会导致津液输布到全身的功能出现障碍，鼻中有津液停滞，化成黄色鼻涕。即使想擤鼻涕也擤不出来，造成严重的鼻塞。常常伴有头痛、嗓子干燥、疼痛等症状。一般都是短暂性的，常常由于风寒或风热感冒经久不愈，肺脏产生郁热而引发。所以应该从消除肺热入手进行治疗。

处方：使用具有清热效果的药方解除肺热，改善流涕和鼻塞等症状。如清肺汤和辛夷清肺汤等。

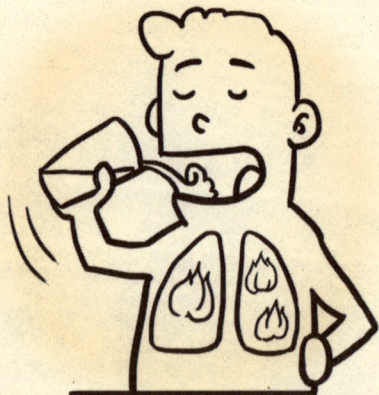

食疗：可以选择具有解热作用的食物，如豆腐、牛蒡、豆豉等。薄荷和菊花也有解热作用，可以用来泡茶。

穴位：面部的印堂穴和迎香穴对治疗鼻塞和流涕有特效。可配合刺激具有除热作用的风池穴。

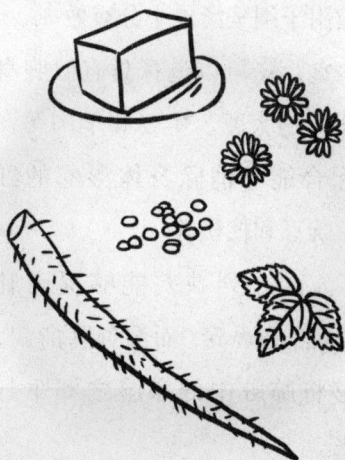

印堂穴定位：两眉头的中间

迎香穴定位：横鼻翼外缘中点旁，当鼻唇沟中

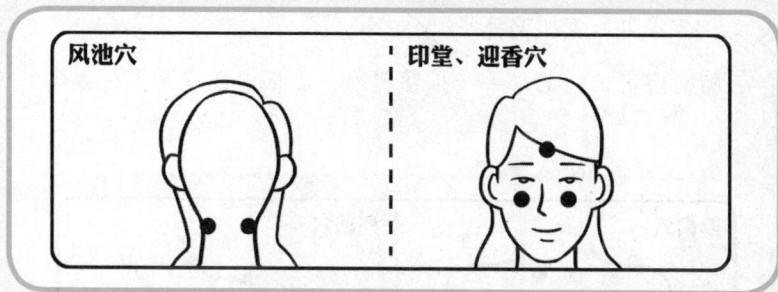

风池穴　　　　　印堂、迎香穴

寒湿——鼻涕清稀量多的调理

鼻涕量多且性状清稀者是由于寒湿之邪侵入肺脏造成的。一般还伴有嗅觉不灵敏，总打喷嚏等症状。遇冷加重也是其特点之一。虽然也有鼻塞症状，但擤鼻涕后能得到缓解。这种病症是一种"伏饮"停滞于肺脏的状态，所以很容易引起浮肿。避免受凉是改善该证型的第一个措施。治疗重点主要是温煦身体，清除体内多余的水分，以改善流清涕的症状。

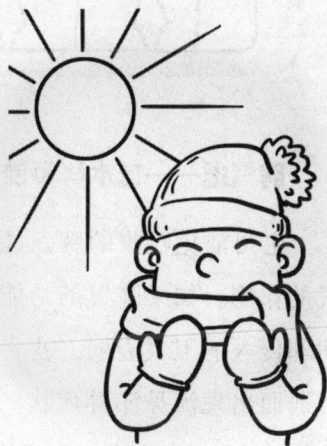

处方：小青龙汤能够温煦身体，解除湿邪，对治疗流涕效果显著。

麻黄附子细辛汤也十分有效。

食疗：可以选择具有温煦身体作用的大葱、生姜和羊肉等，再配合能够消除身体湿邪的红豆、豌豆和核桃等。

穴位：列缺穴能够提高肺脏功能，通鼻窍。而温灸肺俞穴，能够将肺脏中的寒湿之邪驱赶出去。

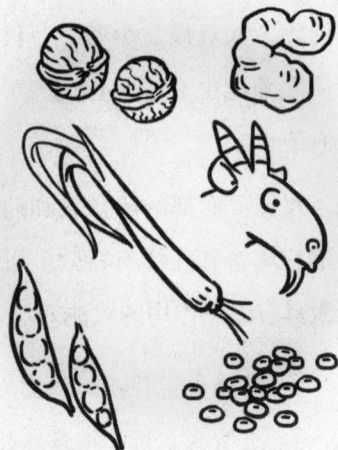

列缺穴定位：桡骨茎突上方，腕横纹上1.5寸，或两手虎口交叉，食指尖所至凹陷处

肺俞穴定位：横平第3椎棘突下，后正中线旁开1.5寸处

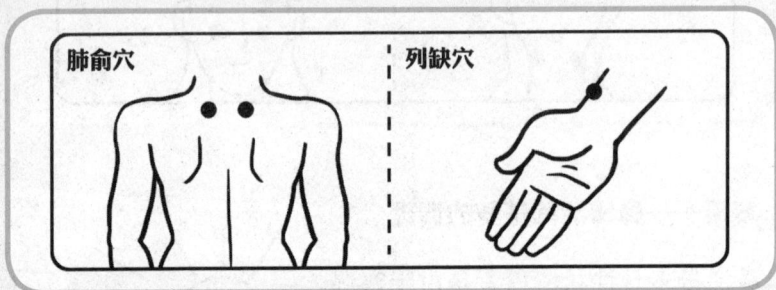

肺俞穴　　　　　　　　列缺穴

脾气虚——流水样鼻涕的调理

主司消化吸收的脾，具有为肺提供气的作用。如果脾胃的功能较差，防范病邪侵入的卫气衰弱，就会因为一点儿不适而出现流鼻涕等症状。具有温煦体表作用的气功能不足，则身体容易受凉，稍微运动即出汗，受凉后流水样鼻涕等。其特点是容易疲劳、感冒。所以，应该

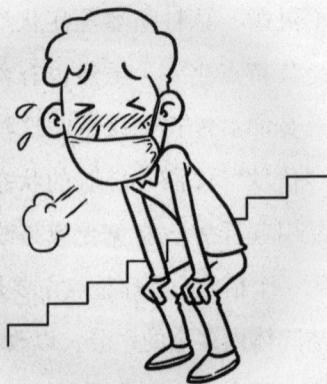

注意避免身体受凉。可以通过提高脾
脏功能，补充元气来改善。

处方：使用具有提高脾脏功能、
补充元气效果的药方，如桂枝加黄芪
汤、六君子汤等。

食疗：选用具有补脾气作用的食
物，如香菇、山药、枣和白扁豆等。

穴位：刺激具有提高脾胃功能作
用的足三里穴和阴陵泉穴，长期坚持，
能够改善体质。如果要立即改善流涕
症状，不妨试试印堂穴和迎香穴。

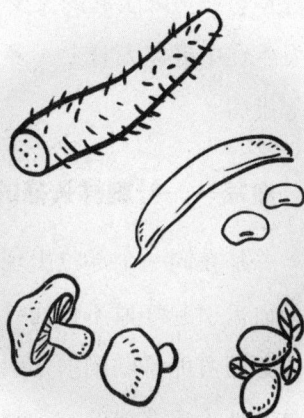

足三里穴定位：犊鼻下3寸，胫骨外侧约1横指处
阴陵泉穴定位：胫骨内侧下缘与胫骨内侧缘的凹陷处

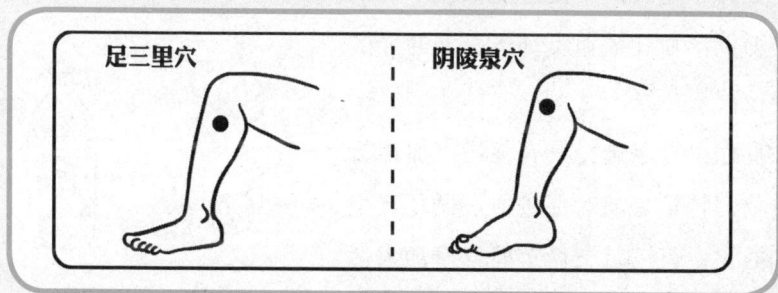

足三里穴　　　　阴陵泉穴

头痛的调养

头痛的部位大致是固定的，如果有跳痛感或刺痛感，则是由血液瘀
滞造成的头痛。一般有运动后或夜间疼痛加重的特点。

伴有恶心、呕吐，头部像被勒紧一样的疼痛是由于体内积聚的痰湿
造成的。饮食生活紊乱或脾脏功能低下时经常发生。

精神紧张等原因引起的整个头部疼痛或个别部位胀痛，主要是由于
肝气循环失调造成的。

易怒或焦躁引起的突发性头痛，是由于肝阳上亢引起的。这种头痛常发生在中老年人身上。多见于高血压、更年期综合征以及自主神经紊乱等疾病。

血瘀——针刺样头痛的调理

总是在同一个部位出现针刺样疼痛是由于血瘀引起气血不畅而导致的。造成血瘀的原因可能是跌倒损伤引起的内出血，或是其他疾病造成的。运动之后或夜间一般疼痛加重。促进全身血液循环是重要的治疗措施。还可以通过按压穴位，用湿毛巾热敷等手段来改善头部血瘀症状，消除疼痛。另外头部受凉会引起疼痛，所以要加以注意。

处方：建议使用促进血液循环，消除瘀血的活血化瘀血类药方，如通导散和桂枝茯苓丸等。

食疗：可以选择具有促进气血运行的食物，特别是醋对促进血液循环有很好的效果。可于每天做菜时尽量加入适量醋。还可食用油菜、大蒜、慈姑和山楂等。

穴位：按压头部时，感觉疼痛的部位都可以作为治疗穴位，这种穴位被称为阿是穴。三阴交穴也有消除血瘀、解除头部疼痛的作用。

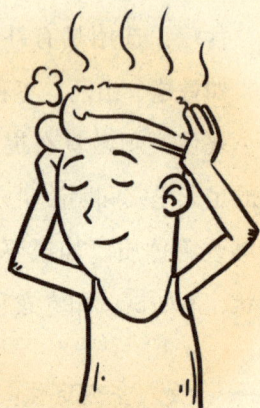

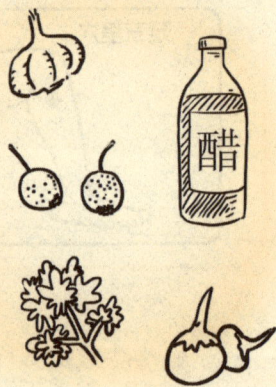

三阴交穴定位：足内踝上3寸，胫骨内侧缘后方

阿是穴　　　　　　　三阴交穴

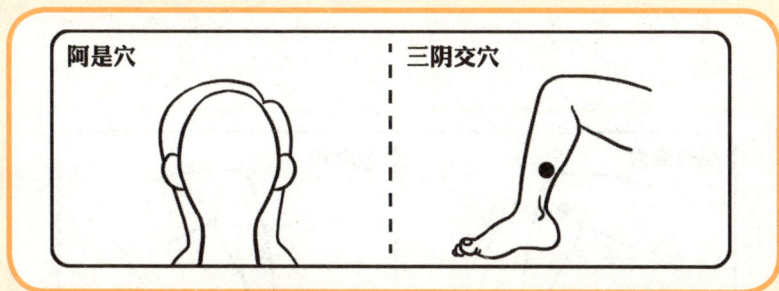

痰浊——头痛、恶心的调理

伴有恶心、呕吐以及食欲不振的头痛是因为体内有痰浊造成的。有时还会出现胃部不适、头晕、目眩等症状。这种类型的头痛通常感觉头部像被布紧紧缠绕一样。一般是由于脾胃功能低下，造成水湿停滞，并化生成病理产物"痰"，引起疼痛。饮食生活不规律，或饮酒、过劳以及精神紧张等因素都容易引起该病症。应该调整饮食习惯，让脾胃功能得到恢复，改善体内津液的循环代谢。

处方：具有消除体内痰湿的导痰汤效果较好。或提高脾胃功能、抑制痰饮生成的半夏白术天麻汤。

食疗：应该选择促进体内津液正常循行的食物，如红豆、绿豆、荷叶等。生吃海带或做汤效果也很好。

穴位：可以刺激能够提高脾胃功能的阴陵泉穴，缓解疼痛。还有丰隆穴对消除痰浊效果也很明显。

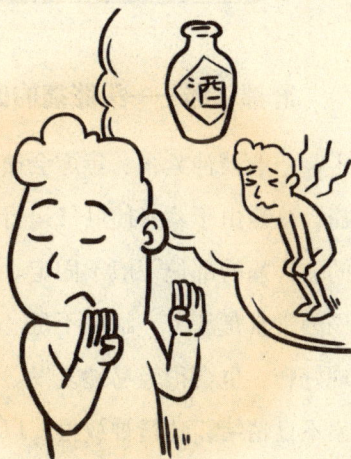

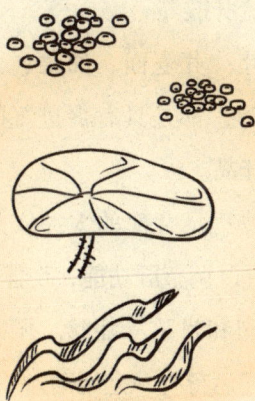

丰隆穴定位：外踝尖上8寸，条口穴外1寸，在胫骨前嵴外侧2横指处

阴陵泉穴定位：胫骨内侧下缘与胫骨内侧缘的凹陷处

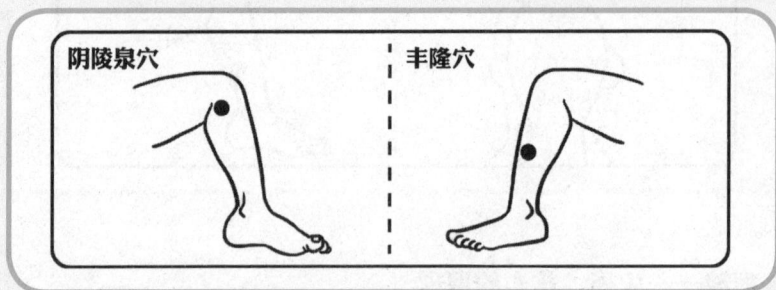

阴陵泉穴　　　丰隆穴

肝郁气滞——头胀痛的调理

一般精神紧张、焦虑会使头部出现胀痛，这是由于紧张使肝气运行失调所造成的。疼痛的部位一般不固定。这种头痛的诱因常常是疲劳、睡眠不足。即使暂时出现好转，也会很轻易地复发。注意不要积累不良情绪，让精神放松，以调整好气机的运行。

处方：建议使用具有提高肝功能，促进气循环作用的药方，如加味逍遥散和柴胡疏肝散等。

食疗：荞麦面、油菜、大蒜、萝卜和橘子等，都是具有促进气的循环作用的食疗佳品。

穴位：足背部的太冲穴是肝经上的穴位，可以调整肝功能，改善气的循环，缓解头痛和目眩等症状。阳陵泉穴也对调整肝气运行有一定帮助。

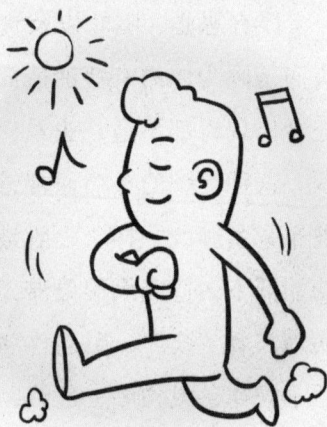

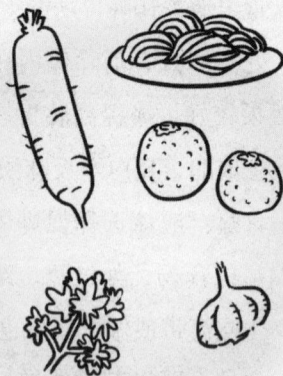

阳陵泉穴定位：腓骨头的前下方凹陷处

太冲穴定位：足背侧，第1、2跖骨结合部前的凹陷处

太冲穴　　　　　　　阳陵泉穴

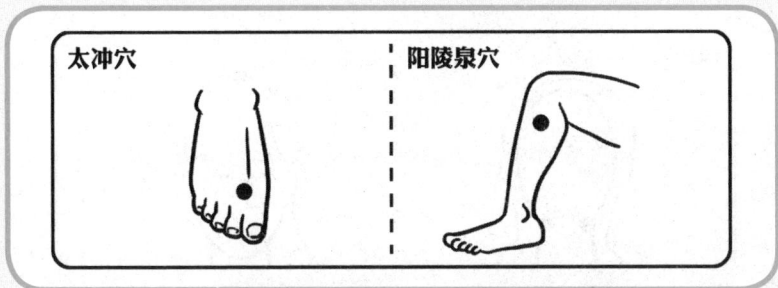

肝阳上亢——头晕目眩的调理

伴有目眩、耳鸣、眩晕等症状的头痛是由于肝经郁热，耗伤阴血，无法抑制肝阳，而导致肝阳上亢等原因造成的。其特征为头侧部感觉发胀，还会出现易怒、焦躁和眼睛充血等症状。

与上半身兴奋状态相反的是，下半身一般表现为乏力、腰膝酸软等症状。所以，应该尽量避免精神紧张、易怒以及烦恼、兴奋等情绪的出现，从而抑制肝阳上亢。

处方：使用具有补充阴血、濡养肝脏、抑制肝阳上亢作用的药方，如钩藤散和杞菊地黄丸等。

食疗：选择能够抑制肝阳以及能够补充肝脏阴血的食物，如芹菜、西红柿、鱿鱼、木耳、菊花等。

穴位：风池穴、百会穴、太冲穴可以调整人体上部失调的阳气，缓解头痛。

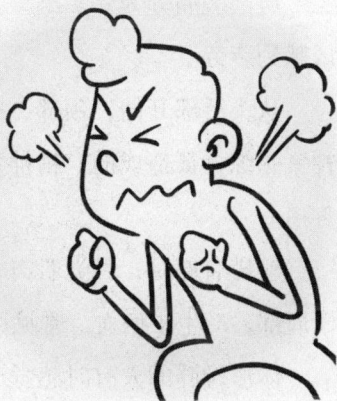

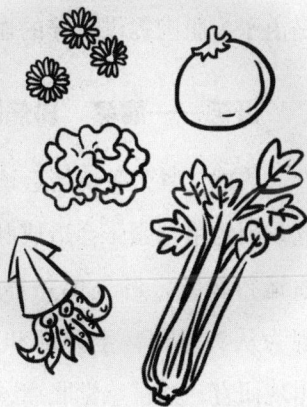

百会穴定位：后发际正中上 7 寸，当两耳尖直上，头顶正中

风池穴定位：当枕骨之下，与风府穴相平，斜方肌和胸锁乳突肌上端之间的凹陷处

风池穴　　　　　　　　百会穴

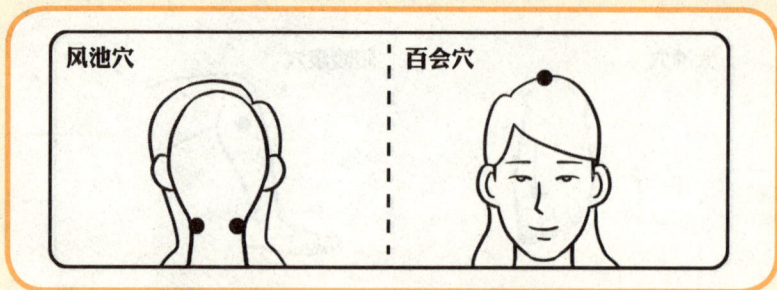

肩部酸痛的调养

肩部酸痛分为好多类型。其中最主要的就是气血凝滞引起肌肉僵硬或感到疲劳。

从头后部开始，颈部、肩部大面积僵硬，并伴有头痛的症状是由精神紧张综合征造成的。精神紧张造成肝气郁结，停滞于肩部，从而引发疼痛。

触摸肩部时，感觉肌肉非常紧张、僵直是由血瘀造成的。血流停滞于肩部，产生了瘀血。常见原因是外伤或姿势不正确。

体形较胖的人有时感觉肩部酸痛，但触摸时肌肉反而非常松弛，找不到僵硬的地方。这是由于体内多余的水分滞留，化成痰浊，导致循环障碍而引起疼痛。相反，如果没有肩部酸痛的感觉，触摸时肌肉却僵硬是由于为肌肉提供营养的血液不足所导致的。

肝郁——肩痛、易焦躁不安的调理

焦虑、紧张等情绪会诱发肩部酸痛，这是因为精神紧张会造成肝功能失调。气血运行较差，肝气郁热停滞于肩部。表现为从头后部，至颈部和肩部的肌肉都出现僵直，并且感觉胀痛，多伴有头痛、焦虑感和郁闷感，病人还常常发出叹息。应该尽量缓解紧张的情绪，促进气血循环。最好多参加体育锻炼，或者尽情享受

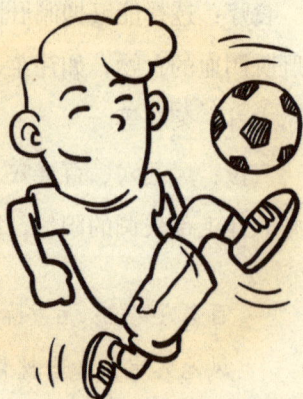

各种兴趣爱好。

处方：建议使用缓解紧张情绪、疏解肝气的药方，如四逆散和加味逍遥散等。

食疗：荞麦面、萝卜、油菜、橘子和芹菜可以促进气的循环运行，消除紧张情绪，改善肩关节疼痛症状。

穴位：足背部的太冲穴是肝经上的穴位，具有调整肝功能、改善气的循环运行的作用。还可以配合刺激具有疏解肝气作用的阳陵泉穴。两穴对改善肩部酸痛效果较好。

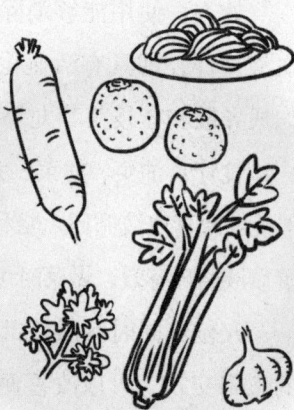

太冲穴定位：足背侧第 1、2 跖骨结合部前的凹陷处

阳陵泉穴定位：腓骨头的前下方凹陷处

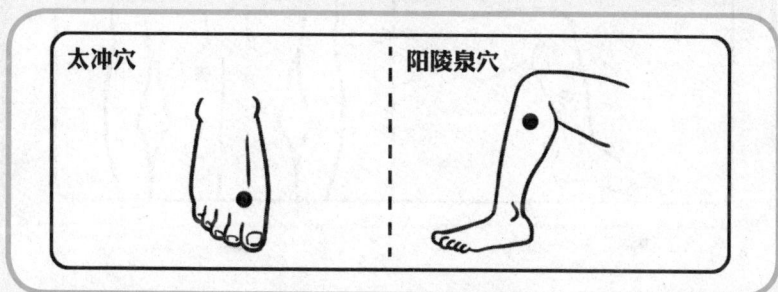

太冲穴　　　　　　　　阳陵泉穴

血瘀——按压时感到疼痛的调理

肩部和颈部僵直，并伴有压痛的症状是由于血液停滞而造成的。外伤或者姿势不正确等原因都可以导致血瘀的发生，肩关节周围有瘀血，故产生不适感觉。

改善肩关节疼痛首先要调整血液的运行。还应注意避免全身受凉。常常维持同一个姿势的人有必要调整自己的姿势，增加适度的运动，促进血液循环。

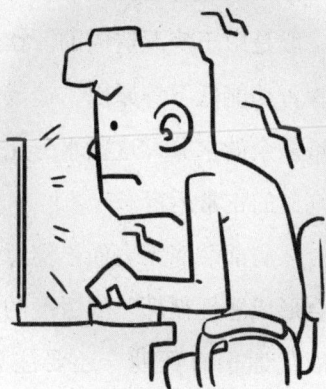

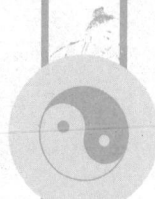

处方：使用能够消除瘀血，改善全身血液循环，即具有活血化瘀作用的药方，如通导散和桂枝茯苓丸等。

食疗：油菜、韭菜、大蒜、慈姑和山楂等能够改善血液循环。醋和少量的酒也对改善血液循环有效，做菜时可视情况使用。

穴位：同时刺激背部的膈俞穴和腿部的三阴交穴，可以改善血液循环，缓解肩部紧张和酸痛的症状。

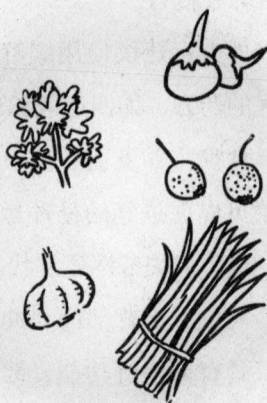

三阴交穴定位：内踝尖上 3 寸，胫骨内侧缘后际

膈俞穴定位：横平第 7 胸椎棘突下，后正中线旁开 1.5 寸。

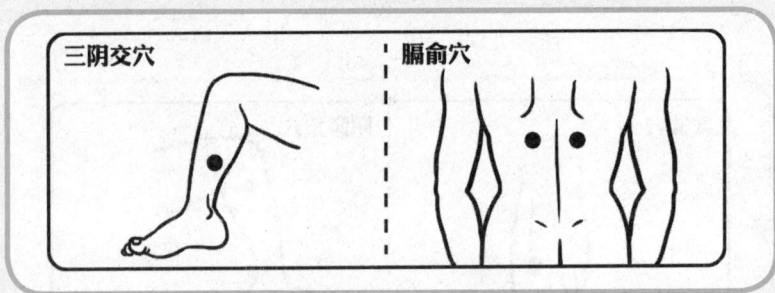

三阴交穴　　　　　**膈俞穴**

痰湿——体型较胖者肩痛的调理

体型稍胖，且感觉肩部不适，但触摸时并未发现有肌肉僵硬的地方，这种肩痛一般是由于痰湿造成的。饮食没有规律或脾胃功能低下等原因，造成体内滞留了大量多余的水分，这些水分化而成痰，阻碍气血的正常运行。

肩部酸痛无力而不愿意活动身体，就会形成恶性循环。故适度的运动对提高津液代谢很有帮助。还要注意调整饮食习

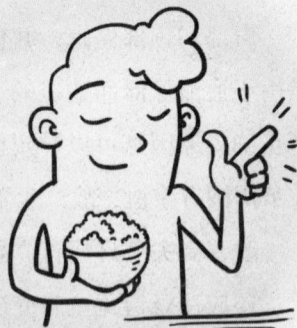

惯，不要吃得过饱。

处方：使用具有促进津液的运行和代谢，消除痰浊的药方。如温胆汤和二术汤等。

食疗：红豆、绿豆、海带和荷叶等对津液循环有一定促进作用，还能够消除痰饮。另外，要注意控制油腻食物的摄入，每顿只吃八分饱。

穴位：刺激具有提高脾胃功能的阴陵泉穴。丰隆穴对消除痰浊有很好的疗效，也可以缓解肩痛症状。

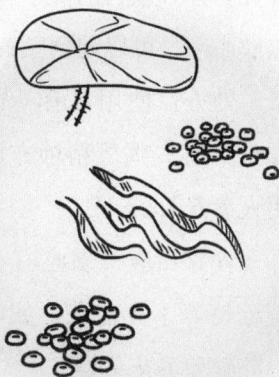

丰隆穴定位：外踝尖上8寸，条口穴外1寸，胫骨前嵴外侧2横指处

阴陵泉穴定位：胫骨内侧下缘与胫骨内侧缘的凹陷处

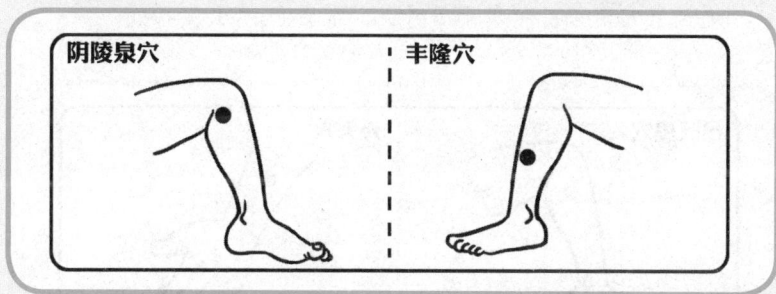

阴陵泉穴　　　　　丰隆穴

血虚——僵硬但无肩痛感觉的调理

肩部非常僵硬，但病人自觉无肩部酸痛发僵和压痛感，这种情况一般是由血虚导致的。其原因有多方面，如过于疲劳、大量出血，又如来月经和生孩子等都可造成血液流失，无法给予肌肉充足的营养，从而导致肩关节僵硬。

身体整体处在营养不良状态，肌肉较少并且颜色异常是其特点。所以应该充分

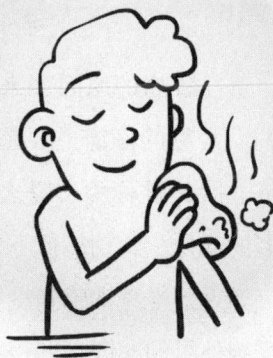

补充营养，改善肩关节僵硬状态。注意避免身体各个部位受凉，用毛巾热敷肩部，可以起到缓解肌肉紧张的效果。

处方：使用具有补血作用的四物汤。如果伴有失眠等精神方面的症状，建议使用人参养荣汤。

食疗：应该多吃有补血作用的食物，消除营养不良症状。如胡萝卜、木耳、动物肝脏和黄花菜等。

穴位：补血可以刺激足三里穴、阴陵泉穴。外关穴可以缓解肩部紧张，全面改善肩关节僵硬状态。

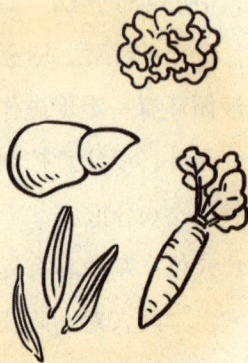

外关穴定位：阳池穴与肘尖穴的连线上，腕背横纹上2寸，尺骨与桡骨之间

足三里穴定位：犊鼻下3寸，胫骨外侧约1横指处

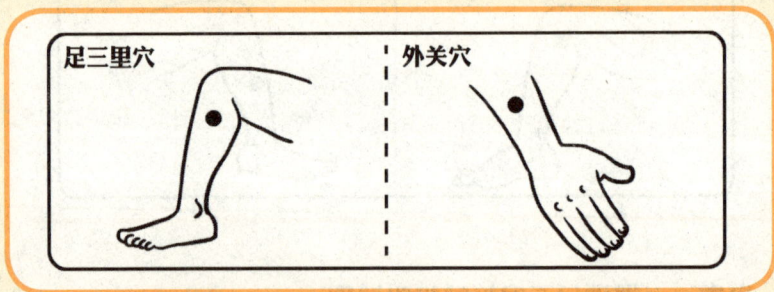

腰痛的调养

急性腰痛的原因多来自体外，而慢性腰痛一般是由于体内原因引起的。常见的疼痛主要是由于寒冷、气血凝滞、热（炎症）三个原因造成。腰又被称为"肾之府"，肾脏精气输注腰部，腰是受肾脏影响较多的部位。肾功能低下也会造成疼痛的发生。

如果下半身常感到冷或者出现浮肿，得温后便缓解，这种腰痛是由于受到外界的寒湿之邪侵袭，邪气留滞腰部而引发的。津液代谢也会因此受阻，使肾功能受到影响。湿气重的地区常见此种病症。

腰膝酸软沉重，但按揉后可以得到缓解，这种腰痛是由于肾功能低下，即肾虚造成的。肾是主管骨骼的脏器，如果病情进一步恶化，会导致骨质疏松等病症的发生。

如果触摸腰部，发现硬块并伴有疼痛，是由于血液凝滞造成的。这种刺痛一般在夜间和运动之后会加剧。

寒湿——下半身常发冷的调理

下半身常常发凉并伴有浮肿，一般是受了外界寒湿之邪的侵袭，邪气停留在腰部，阻碍了气血的正常运行而引起的。居住在潮湿、寒冷地区的人容易患这种腰痛。其治疗的重点是注意腰周围和全身保暖，驱散寒湿之邪，避免受凉。特别是在淋雨或出汗后，应赶快换好衣服以免着凉。

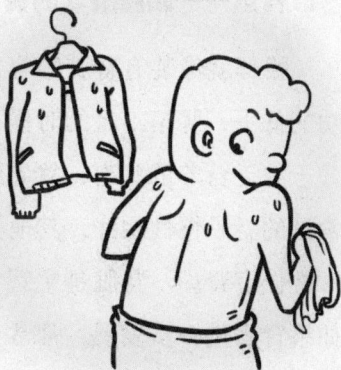

处方：使用具有温煦身体、促进体内多余水分从小便排出的药方，如桂枝加苓术附汤、苓姜术甘汤等。

食疗：可以选择具有温煦身体作用的生姜、大蒜、肉桂等，还可以食用一些促进体内津液代谢、驱散湿邪的红豆、蚕豆、豇豆等食物。

穴位：刺激腰阳关穴可以改善气血停滞状况。另外，用温灸法刺激命门穴也具有温煦腰部、驱散寒湿之邪的效果。

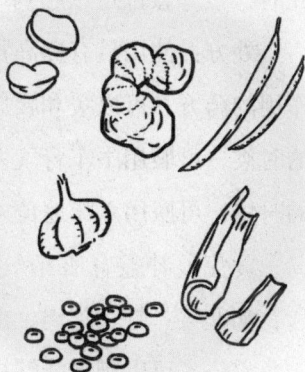

命门穴定位：第 2 腰椎棘突下

腰阳关穴定位：第 4 腰椎棘突下

命门穴　　　　　　　　腰阳关穴

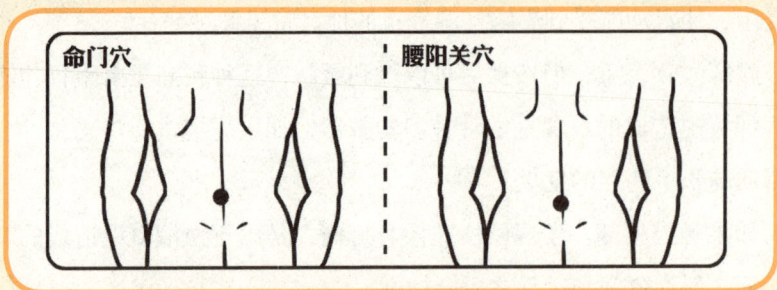

肾虚——腰膝酸软的调理

腰部就像装有肾脏的容器一样，肾脏功能低下，肾精不足的时候，一般腰部也处于缺乏营养的状态，故导致腰痛。比较常见的就是慢性腰痛，其他类型的腰痛也常常伴有肾虚。肾脏是主管骨骼的脏器，如果肾虚进一步发展，常常会引起骨质疏松等病症。这种类型的腰痛常常在活动后会加重，休息便能得到缓解。还常伴有腰膝酸软、头晕耳鸣等症状。此时，按摩腰部可以起到缓解疼痛的效果。

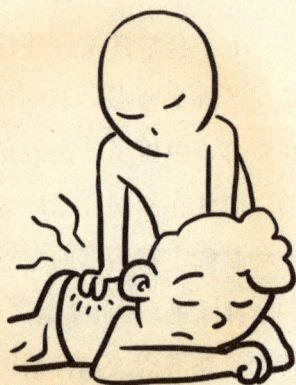

处方：使用具有提高肾功能、补益肾精作用的药方，可以缓和腰痛症状。伴有怕冷的时候，可服用牛车肾气丸；伴有手足烘热的时候，可服用六味地黄丸。

食疗：补益肾脏精气作用的食物是首选，如韭菜、虾、羊肉、山药和枸杞子等。

穴位：可以刺激能够提高肾功能的肾俞穴，还可同时刺激足部有补益肾精作用的太溪穴。

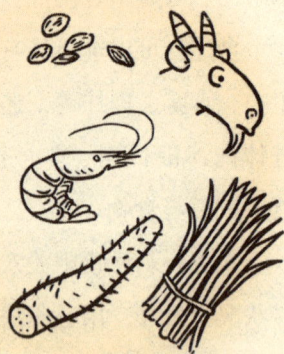

太溪穴定位：足内侧，内踝后方与跟腱之间的凹陷处

肾俞穴定位：横平第 2 腰椎棘突下，后正中线旁开 1.5 寸

肾俞穴　　　　　　　太溪穴

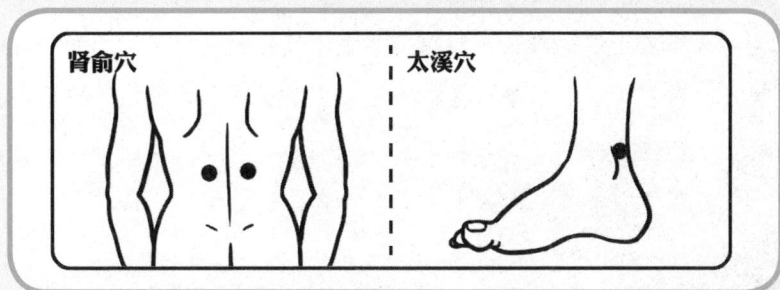

血瘀——腰部有压痛感的调理

如果在按压腰部的时候，发现硬块或强烈的疼痛感，一般是由血瘀造成的。有的时候这种腰痛像针扎一样，不活动会加重。由于睡眠时血流变缓，所以一般夜间腰痛症状也会加剧。此类腰痛病人应尽量不要勉强活动，保持安静状态很重要。用湿毛巾敷痛处也很有效。血瘀还分为两种类型：一种用冷湿毛巾敷患部效果较好，这种情况一般是内部引起了炎症；另一种用热湿毛巾敷患部效果较好。所以请仔细甄别后再做选择。

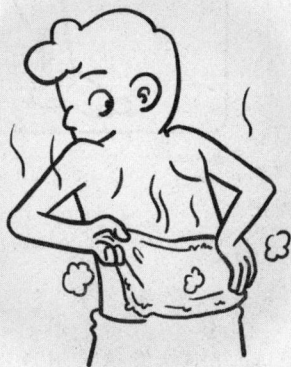

处方：使用能够消除血瘀、改善血液循环，即具有活血化瘀作用的药方，如通导散、桂枝茯苓丸等。

食疗：可以吃一些促进血液循环的食物，如荞麦面、大蒜、油菜、山楂等都有很好的食疗效果。适量的酒和醋具有促进血液循环的作用，可酌量用于烹饪。

穴位：对血海穴施以强刺激对改善血流有很好的疗效。三阴交穴也有消除瘀血的作用，可以一起刺激。

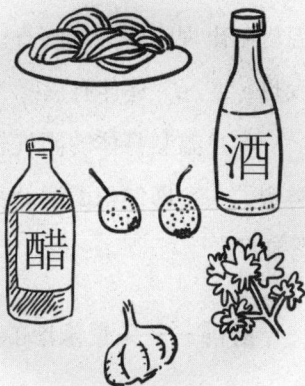

血海穴定位：髌底内侧端上2寸，或病人取坐位，术者面对病人，用左（右）手掌心按在病人右（左）膝髌骨上，在拇指尖所至处定穴

三阴交穴定位：内踝上3寸，当胫骨的后缘

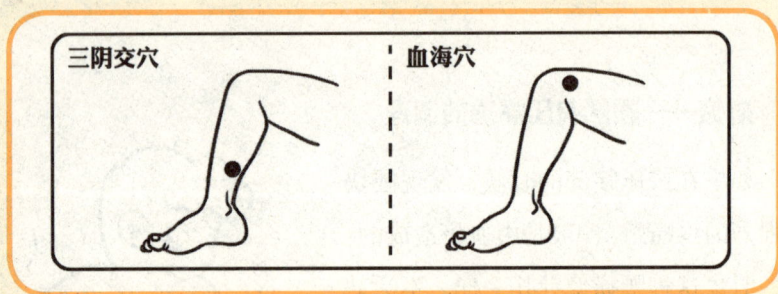

头晕上火的调养

面部突然发热，感觉头晕上火，是由于温煦身体的阳气与降低体温的阴气相比过于强盛造成的。

精神紧张引起的头晕上火，主要是由于肝气不畅，郁而化热造成的。有时还伴有焦躁、易怒以及目眩、耳鸣等症状，甚至感觉手足烘热等，常见于更年期综合征。

下午和夜晚出现的头晕上火，是由于体内阴液耗散过度，身体的降温机制出现障碍，温煦身体的阳气亢盛所产生的症状。表现为颜面突然发热、变红，还伴有焦躁、耳鸣等，也常见于更年期综合征。

本身温煦身体的阳气较盛的人，一般是容易头晕上火的体质。这种类型的人，即使稍微活动身体或者情绪紧张，也会立即出现汗出、发热等症状。

肝郁——头晕焦虑的调理

焦虑、易怒或精神紧张等引发的头晕上火是由于肝气郁滞所导致

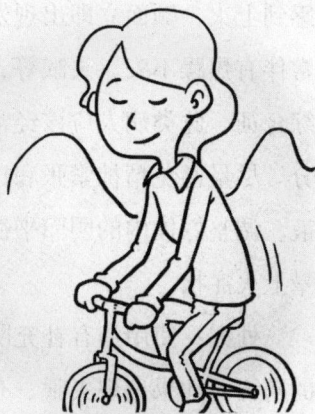

的。如果再加之病人本身阴血不足或濡润身体、降低体温的阴液不足，头晕上火的症状就会更为严重，常见于更年期女性。故应尽量避免精神紧张，用适量运动等方式来消除紧张情绪，使气的循环运行良好。

处方：使用能够调节肝气，并具有补益阴血作用的加味逍遥散等药方。如果出现颜面烘热，但下半身怕冷的症状，可以服用女神散。

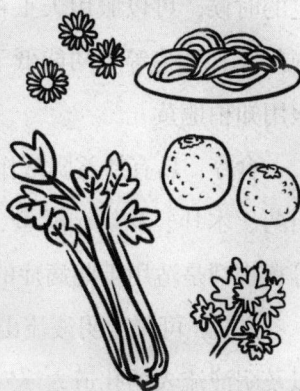

食疗：芹菜、油菜、橘子和荞麦面等都能够促进气的循环。菊花既可以畅通气机，又能够降火退热，是此病症的食疗佳品。

穴位：刺激能够提高肝脏功能的太冲穴。另外，百会穴也能够抑制头晕上火。

百会穴定位：后发际上7寸，当两侧耳尖直上，头顶正中

太冲穴定位：足背侧，第1、2跖骨结合部前的凹陷处

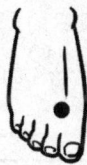
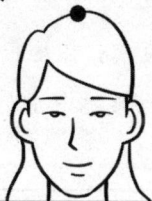

太冲穴	百会穴

阴虚阳亢——夜晚脸部发热的调理

如果下午到夜晚出现颜面发热的症状，则是由于身体过量耗散阴液，使身体降温的功能失调，阳气亢盛上扰而造成的。这种类型的人会突然

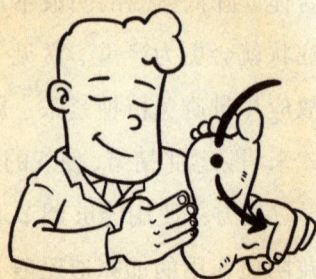

感到上火，颜面立即出现发热现象，还经常伴有焦躁不安、失眠等，常见于更年期综合征。此类病人应该经常少量地补充水分。尽量避免精神紧张和过劳而致耗散阴液，调整好体内的阴阳平衡，从而改善头晕上火症状。

处方：使用具有补充阴液和降温作用的药方。如果出现失眠、心悸、情绪不稳定的时候，可以服用天王补心丹。如果出现焦躁、耳鸣等肝功能低下的症状，可以服用知柏地黄丸。

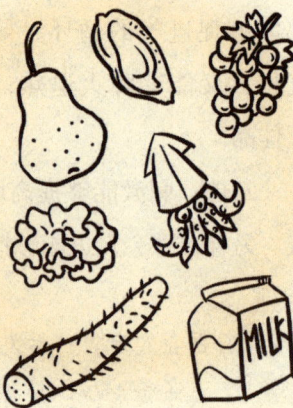

食疗：具有补益阴液作用的梨、葡萄、山药、木耳、牡蛎、鱿鱼、牛奶以及百合等食物都是适用于此病症的食疗佳品。

穴位：可刺激阴液流出的孔道涌泉穴，以及阴液流入的孔道太溪穴，效果比较好。将左手的劳宫穴（手掌心，握拳屈指的中指尖处）合于右脚心的涌泉穴，从足趾开始向足跟部轻轻摩擦60次，也能够取得治疗效果。

太溪穴定位：足内侧，内踝后方与跟腱之间的凹陷处

涌泉穴定位：在足底部，蜷足时前足部凹陷处，约当足底第2、3跖趾缝纹头端与足跟连线的前1/3与后2/3的交点上

涌泉穴	太溪穴
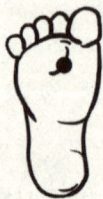	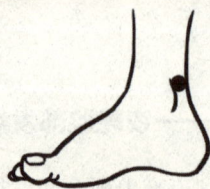

阳盛——经常大量出汗的调理

具有怕热倾向的人，在情绪紧张、精神压力大以及少量运动之后，常常会大汗淋漓，这种人一般为温煦身体的阳气过盛，还常伴有肥胖、高血压和心悸、便秘等症状。这种类型的人属于比较容易出现头晕上火症状的体质，一旦受到刺激立即会显现出此种症状。此类病人应该抑制阳气的作用，提高阴气的作用，调整两者间的平衡。故应尽量避开炎热的地方，并经常补充水分。

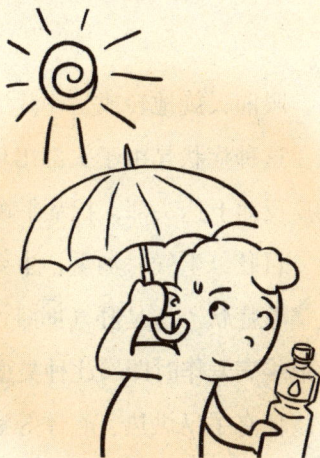

处方：使用具有降低身体热量作用的药方，特别是伴有便秘等症状时，可服用防风通圣散。

食疗：黄瓜、西红柿、茄子、竹笋和香蕉等，具有去除身体多余热量的作用，是很好的食疗佳品。

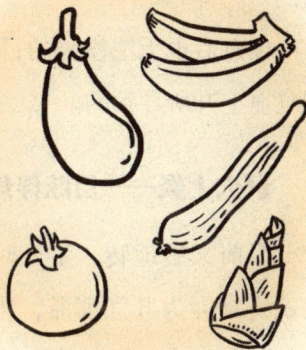

穴位：如果要改善容易积聚热量的身体状态，可以刺激手背上的合谷穴，以及肘外侧的曲池穴。这两个穴位对多汗、便秘等症状也有效果。

合谷穴定位：手背第1、2掌骨之间，当第2掌骨桡侧的中点处

曲池穴定位：屈肘，尺泽与肱骨外上髁连线的中点

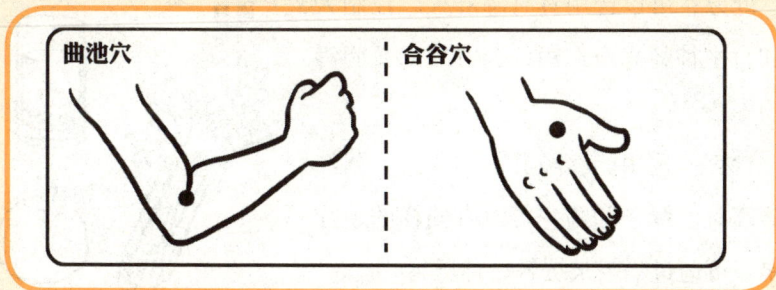

曲池穴　　合谷穴

目眩的调养

眼前天旋地转或是一片漆黑，仿佛要跌倒在地的症状一般被称为目眩。这种症状是由于头部出现异常时，气血不能顺利到达头面部，有害物质反而上达头部，扰乱平衡所致。

目眩，生气时加重，主要是由于精神紧张造成的。还常伴有耳鸣、头痛等症状。这是肝气郁滞，化生成热，上扰平衡的肝火上炎型目眩。梅尼埃病发作时即属此种类型。

伴有手足烘热、心悸等症状的属于肝阴不足，无法抑制肝阳的肝阳上亢型。它没有肝火上炎型严重，但有时伴有失眠和盗汗等症状。

伴有喘息症状的目眩是由于气血不足，不能顺利到达头面部所引起的。

休息后也无法恢复的目眩，是由于多余的水分化成病理产物痰，阻碍气血上升所导致的。

肝火上炎——目眩伴焦躁不安的调理

眼前天旋地转，生气时病症加重的情况，是因为肝气郁滞，化热上扰而产生的。常见于精神压力较大，而且容易生气的人。常伴有耳鸣，头痛，夜晚睡眠较浅，经常做梦等。高血压和梅尼埃病发作时导致的目眩均属于这种类型。此类病人应该学会尽量消除易怒和不安等不良情绪，减轻心理压力。

处方：可以选用具有降肝火、控制大脑和自主神经兴奋作用的药方，如龙胆泻肝汤等。

食疗：选用能够降肝火的芹菜、西红柿等蔬菜。绿茶和菊花等也有同样的治疗效果，可通过喝茶来缓解精神压力。

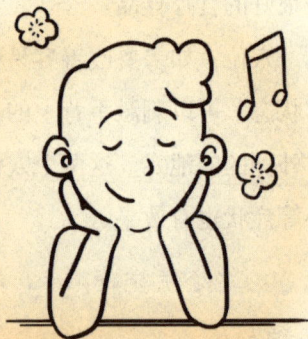

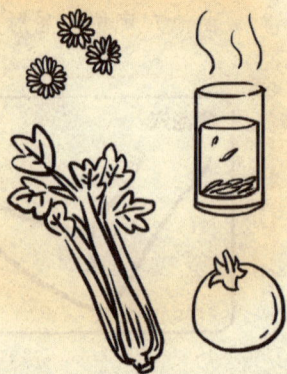

穴位：头顶的百会穴可以控制上升的阳气，具有降火作用。另外，行间穴也对治疗目眩和焦躁有一定效果。

> 百会穴定位：后发际上 7 寸，当两侧耳尖直上，头顶正中
>
> 行间穴定位：足背侧，第 1、2 趾间，趾蹼缘后方赤白肉际处

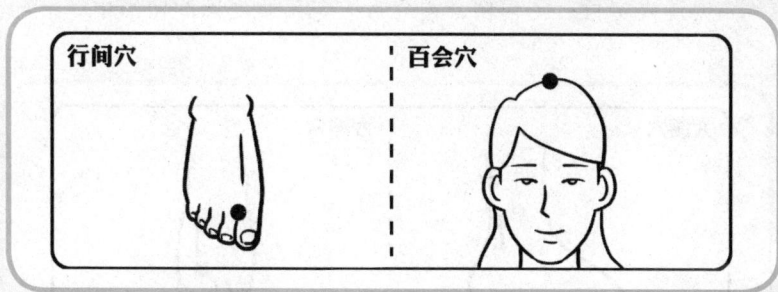

肝阳上亢——目眩伴手足烘热的调理

眼前天旋地转、手足烘热并伴有心悸、耳鸣的情况是由于肝肾中的阴液不足，控制热量的作用降低，导致阳气无法得到有效地控制，上扰神明所造成的。焦躁不安、失眠多梦是其主要特点。还表现有盗汗、口干口渴等症状。

肝阳上亢型与肝火上炎型的症状十分相似，但是眩晕程度相对来说没那么重。补益肝肾之阴，降火消热是其主要的治疗原则。

处方：使用具有补益肝肾之阴、降火退热作用的药方。如果目眩症状严重可以服用镇肝息风汤，症状得到改善后可以服用天麻钩藤饮。如果需要长期服用，则可以选用杞菊地黄丸。

食疗：应该选择能够补充肝肾阴液的食物，如山药、猪肉、牡蛎、黑芝麻、

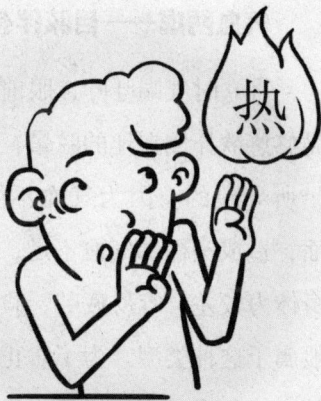

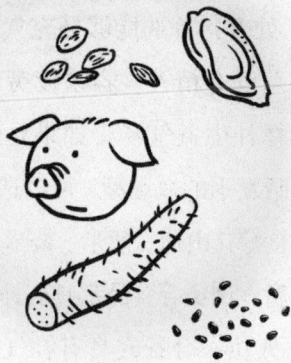

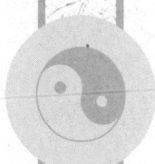

枸杞等。

穴位：太溪穴具有补阴清热作用，是此病症的首选穴位。太冲穴可以控制上升的肝阳，配合刺激效果更佳。

太冲穴定位：足背侧，第1、2跖骨结合部前的凹陷处
太溪穴定位：足内侧，内踝后方与跟腱之间的凹陷中

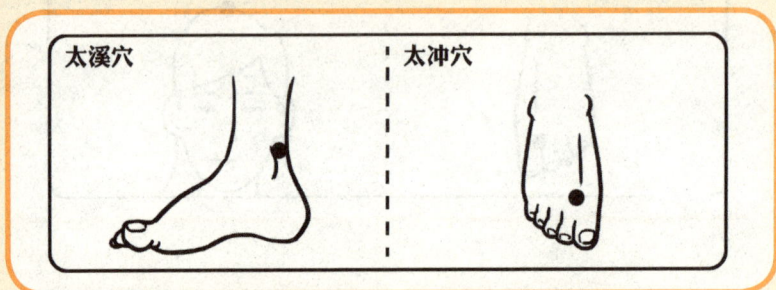

太溪穴　　　　太冲穴

气血两虚——目眩伴有喘息症状的调理

直立时气喘吁吁，眼前一片昏暗，晃晃悠悠欲扑倒在地的眩晕，是由于气血不足所导致的。因为气血不能顺利上达头面，造成头面部气血不足，引发目眩。本身体力较差、容易疲劳、脸色苍白的人一般属于这种类型。为了防止目眩的发生，补充气和血是治疗的第一步。充分休养和多吃有营养的食物也非常重要。

处方：首选能够补充气血的药方。如果是总没有精神、容易疲劳的气虚型，可以选择补中益气汤。如果是经常出现头晕、眼睛发干的血虚型，可以选择十全大补汤。

食疗：山药、粳米、糯米、胡萝卜、香菇、豆腐、肉类等食品都具有补充气血的作用。

穴位：合谷穴具有补气的作用，再配合

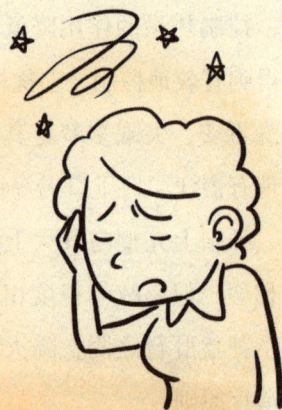

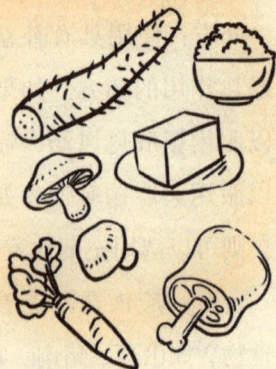

刺激具有补血作用的足三里穴，能够起到治疗目眩症状的效果。

合谷穴定位：手背第 1、2 掌骨之间，当第 2 掌骨桡侧的中点处

足三里穴定位：犊鼻下 3 寸，胫骨外侧约 1 横指处

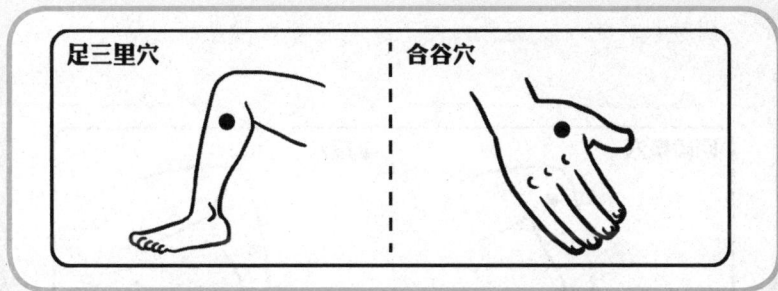

痰浊——休息后也难以恢复的调理

如果是较严重的目眩，还伴有恶心、呕吐，而且休息后也不能恢复，这种情况一般是体内多余的水分凝结成痰，停滞于身体某处所造成的。痰浊不仅能够阻碍气血的上升，而且如果停滞于头部，还会引起较严重的目眩，表现为总是困倦乏力，并伴有恶心、食欲不振等。引起这种目眩的原因一般有暴饮暴食、疲劳、睡眠不足和精神紧张等。所以此类病人有必要调整饮食习惯，不宜饱食，还应进行适度的运动。

处方：可选择能够促进津液循环、消除痰浊的药方，如半夏白天麻汤等。如果体内有热，并伴有胃痛等症状，可以选用温胆汤。

食疗：薏米、红豆、萝卜、海苔和海

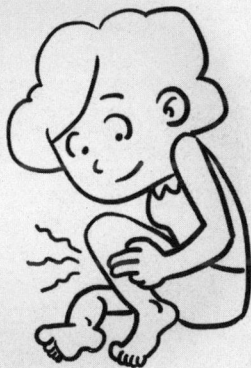

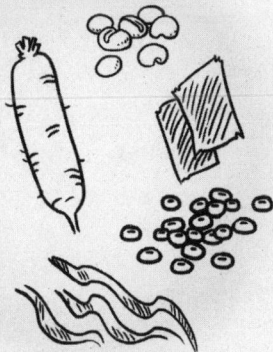

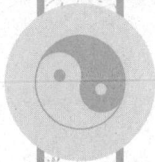

带等，对促进津液代谢和消除痰浊很有帮助，建议经常食用。

穴位：可以刺激能够提高脾胃功能、促进津液代谢的阴陵泉穴，以及对去除痰湿效果较好的丰隆穴。

丰隆穴定位：外踝尖上8寸，条口穴外1寸，胫骨前嵴外侧2横指处

阴陵泉穴定位：胫骨内侧下缘与胫骨内侧缘的凹陷处

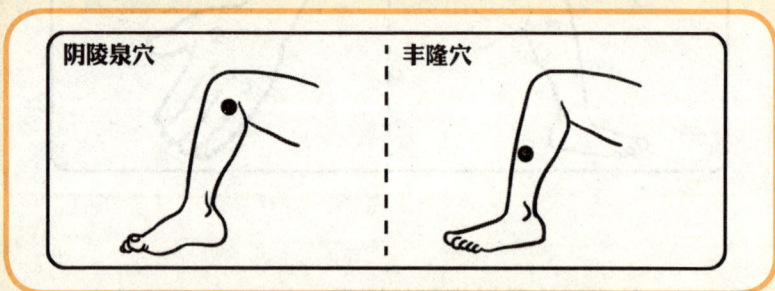

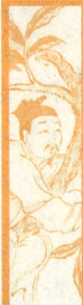

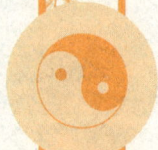

第⑧章
内脏病症的中医疗法

心悸的调养

心悸是由于心功能处于不稳定状态时所引起的病症。心悸根据不同的病因，可分为多种类型。运动后出现心悸、胸闷和胸痛等症状的人，一般属于气虚型，这是心脏动力不足引起的心悸，所以病人总感到没有精神，喜欢平卧。

相反，心功能亢进，无法控制所导致的心悸，一般是由血虚引发的。由于气相对于血过盛，使心处于兴奋状态，导致情绪不宁，感到不安，容易受惊，夜晚难以入睡等，有时还伴有面色无华、容易疲劳等症状。若血虚进一步发展，会造成津液不足，身体郁热的阴虚状态，常表现为胸中烦闷、脉率过快、手足烘热等。

口唇青紫，并伴有胸部刺痛等症状，是由血瘀引发的，还会伴有皮肤颜色晦暗和胸闷等表现。

气虚——运动后出现心悸的调理

运动之后出现心悸、胸闷以及胸痛等症状，是因气虚导致心功能衰弱引起的。由于气虚，常常表现为无精打采，容易疲劳，总想平卧，还出现脉搏频率较慢、心律不齐等症状。这种病人一般容易出汗，进一步发展会出现手足发凉、怕冷等症状。为改善上述症状，首选要补气，如充分休养身体，多吃各种食物等。

处方：选用能够促进消化、具有补气作用的茯苓饮效果较好。桂枝甘草龙骨牡蛎汤也是治疗心悸的特效药。

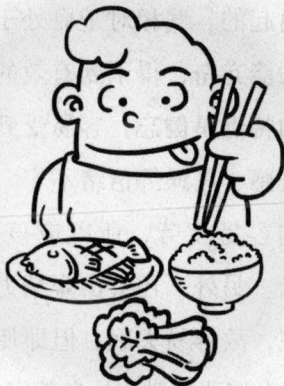

食疗：应该选择食用能够补气的食物，如容易消化的山药。荔枝和枣等也是食疗佳品。

穴位：足三里穴能够提高胃肠的功能，可以刺激此穴来补气。伴有胸痛症状时，应该刺激合谷穴。心俞穴也是治疗心悸的要穴。

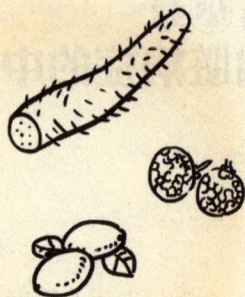

合谷穴定位：手背第1、2掌骨之间，当第2掌骨桡侧的中点处

足三里穴定位：犊鼻下3寸，胫骨外侧约1横指处

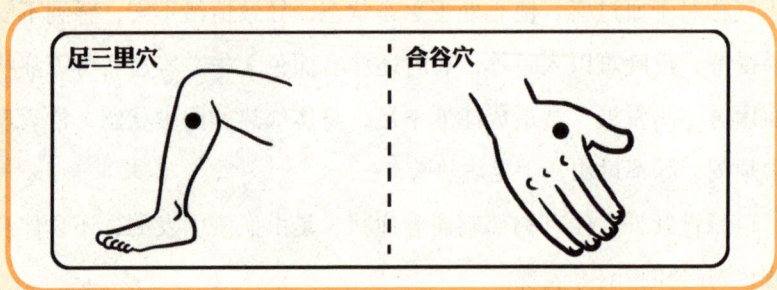

足三里穴　　合谷穴

血虚——心悸伴面色无华的调理

面色无华的心悸是由血不足即血虚引起的。气相对于血处于过盛状态，心功能亢奋，得不到有效的制约。此类型的特点是健忘，容易受到惊吓，常有不安感、焦躁等情绪不宁。由于这种人特别容易疲劳，所以应该保持充分地休息。另外，还会出现精力不能集中的表现，故容易失眠。但即使睡不着也不要过分紧张，躺着休息就好。

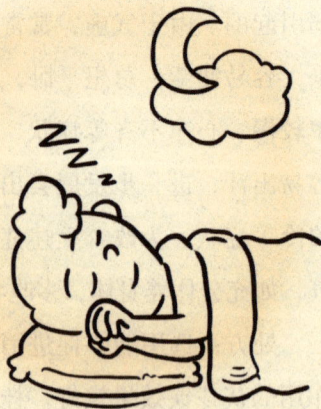

处方：使用具有补血作用、有利于恢复体力的人参养荣汤。失眠或常常感到不安时，可以服用归脾汤。

食疗：可以选择具有补血作用的食物，特别是乌鸡。莲子、枣和龙眼也是较好的补血食品。

穴位：可刺激后背的膈俞穴和脾俞穴。膈俞穴有补血的作用，脾俞穴能够提高胃肠的功能。

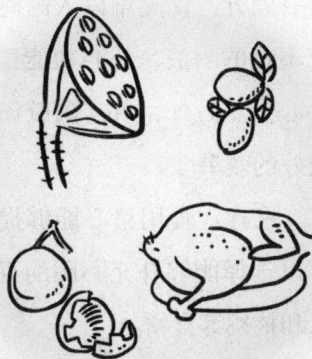

脾俞穴定位：横平第 11 胸椎棘突下，后正中线旁开 1.5 寸

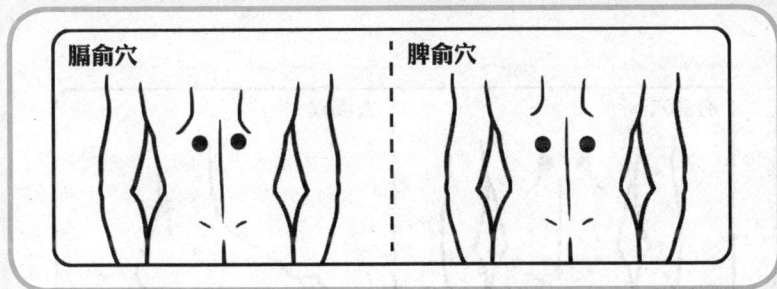

膈俞穴定位：横平第 7 胸椎棘突下，后正中线旁开 1.5 寸

膈俞穴　　　　**脾俞穴**

阴虚——脉率过快的调理

心悸并伴有脉率快、胸闷等症状，一般是因为濡养心的血和津液等心阴不足，心功能处于亢奋状态，体内郁热导致的。一般伴有目眩、耳鸣、手足烘热和口干等症状。在精神方面还常常出现健忘，容易受惊，感觉不安、焦躁和情绪不宁等。而且夜晚难以入睡，并伴有盗汗。因为自主神经处于兴奋状态，所以睡觉之前，将眼睛闭上，采用腹式呼吸有助于稳定精神。

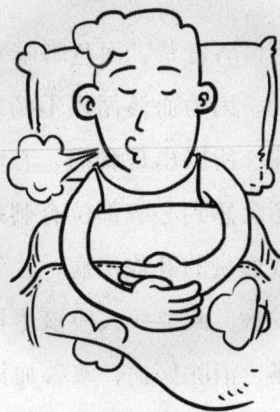

处方：夜晚难以入睡时，可以服用补充不足的阴液，使心功能稳定下来的天王补心丹。另外，黄连阿胶汤对本病症也有较好的效果。

食疗：食用猪心能够提高心功能。还可以选择能够补充心阴的百合、莲子、冬瓜和核桃等食物。

穴位：刺激适用于任何类型心悸的心俞穴，调整心脏功能。太溪穴有镇定心神的作用，伴有失眠症状时可以配合刺激此穴。

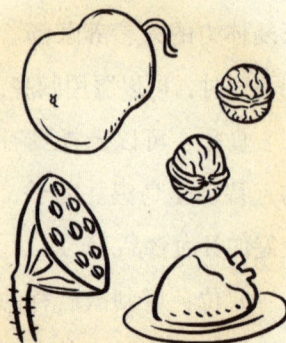

太溪穴定位：足内侧，内踝后方与跟腱之间的凹陷处

心俞穴定位：横平第5胸椎棘突下，后正中线旁开1.5寸处

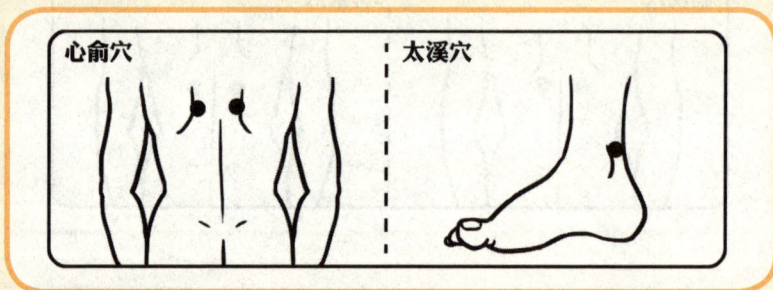

心俞穴　　　　　　　太溪穴

血瘀——心悸且口唇青紫的调理

口唇青紫、面色晦暗多是由血瘀造成的。因为血液循环不畅，使胸中瘀血阻滞，所以出现胸痛、心悸等症状，同时还会感到心脏部位有刺痛感。如果有导致血瘀的其他疾病，首先要治疗这些原发病。此类病人应该尽量让血液流通顺畅，消除瘀血，改善血液循环，特别要注意保暖。

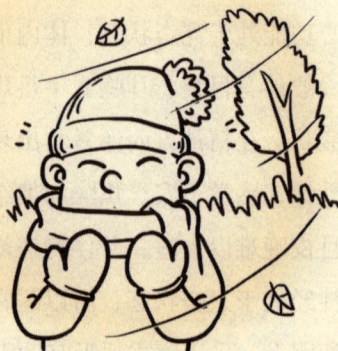

处方：使用清除血中的废物，促进血液循环，即具有活血化淤作用的药方，如血府逐淤汤和通导散。

食疗：应该选择促进血液循环的食物，特别是山楂。慈姑和油菜以及中药里的田七也比较有效。

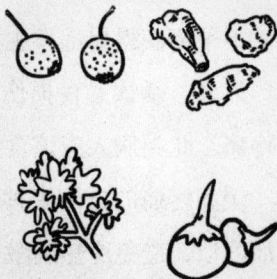

穴位：可以按压能够治疗瘀血的血海穴来改善血液循环，配合膈俞穴更有效。手腕上的神门穴和内关穴对治疗心悸也很有效果。

血海穴定位：髌底内侧端上 2 寸，或病人取坐位，术者面对病人，用左（右）手掌心按在病人右（左）膝髌骨上，在拇指尖所至处定穴

神门穴定位：腕横纹尺侧端，当尺侧腕屈肌腱的桡侧凹陷处

内关穴定位：腕横纹上 2 寸，掌长肌腱与桡侧腕屈肌腱之间

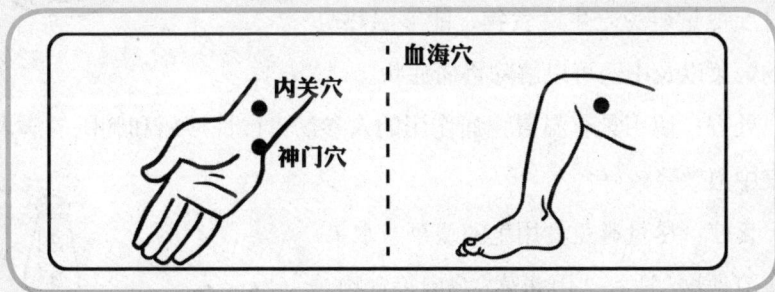

内关穴
神门穴
血海穴

胃痛的调养

俗话说"不通则痛"，若气血流通不畅的话，则会导致疼痛的发生。

身体受凉或者食用生冷食物之后疼痛加重，多是由于胃的阳气不足而导致容易受凉的虚寒型。这种类型的疼痛可以通过温热身体来促进血液循环，缓和疼痛。

相反，如果疼痛表现为灼烧样，则多是胃里有郁热的胃热型。可以通过清除胃热来解除疼痛。

精神紧张引起的疼痛属于肝功能低下造成的肝郁气滞型，因为胃酸分泌不平衡使得胃部发生溃疡。

另外，暴饮暴食损伤胃肠引发的胃痛属于食滞型，往往在饮食后感到疼痛。此类病人应该食用容易消化的食物，并坚持少量原则。

缓和疼痛的方法多种多样，胃痛病人应该适度地调节自己的饮食和生活习惯，避免冷热刺激，正确地治疗自己的疾病。

虚寒——受凉引起的胃痛的调理

阳气不足，温煦胃肠的作用衰弱，气血运行就会受到影响，故胃痛常常出现在全身发凉、容易疲劳的人身上。此类胃痛还具有空腹时出现疼痛，饭后疼痛得到缓解的特点。触摸腹部时感觉较凉，如果温热胃部或用手按揉能够减轻疼痛。总之，不要让身体着凉，温煦身体是最重要的。而且要尽量避免吃生冷食物，能够温热身体的饭菜以及中药可以解除胃痛症状。

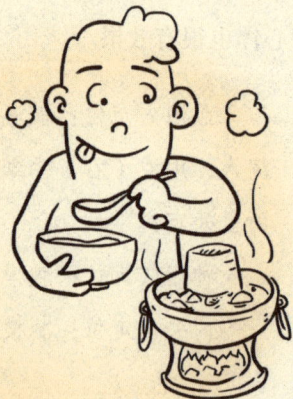

处方：使用具有温胃止痛作用的人参汤。慢性疼痛和胸闷的病人服用安中散效果较好。

食疗：尽量避免食用生的蔬菜、水果等寒凉食物，适宜选用韭菜、鸡肉等食物。辣椒、胡椒和山椒等调味料也可以温热身体，效果较好。

穴位：中脘穴可以使胃部气血通畅。温灸脐部正中的神阙穴也有很好的效果。还可以将盐放入脐部，进行隔盐灸。

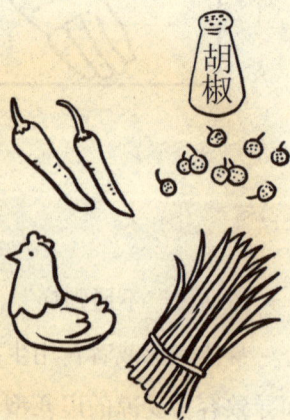

神阙穴定位：脐中央

中脘穴定位：前正中线上，脐上4寸

神阙穴　　　　　　中脘穴

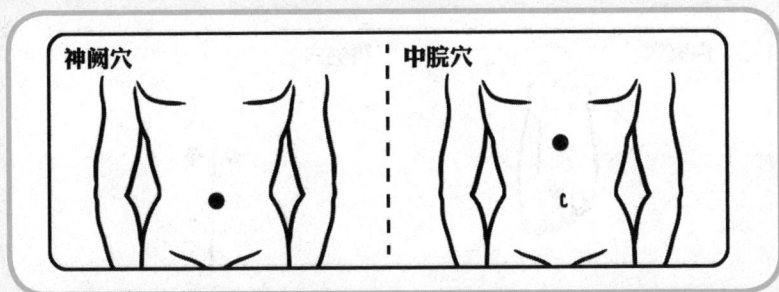

胃热——胃部有灼烧样疼痛的调理

　　胃部感到阵阵灼痛，伴有咽喉干燥等症状是由胃内郁热造成的。喜欢辛辣或味道较浓食物的人容易出现这种症状。同时，还常伴有口臭、烧心和恶心等症状，按压腹部疼痛会加重。由于口干舌燥会很想要喝水，此时虽然身体需要水分，但也不要一口气喝太多，尽量采取分次少量饮用的方式。尽量控制刺激性的食物和酒精的摄入量，吃一些能够缓解灼热感的食物。

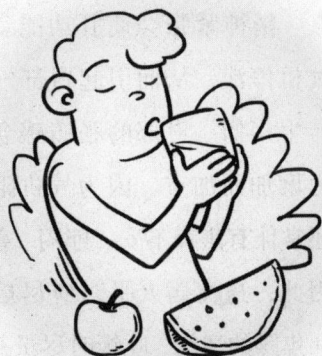

　　处方：使用具有清胃热、止痛作用的白虎汤和清胃散。伴有便秘症状时，服用大黄黄连泻心汤也比较有效。

　　食疗：西瓜、苹果和梨等水果具有解除胃热的作用。西红柿、白菜、木耳等食物也非常适合此病症。

　　穴位：背部与胃对应的胃俞穴具有调整胃肠的作用，自己按摩的时候，可以仰卧，将拳头垫在胃俞穴下，通过体重压力来刺激这个穴位。足趾之间的内庭穴也是治疗胃病的特效穴。

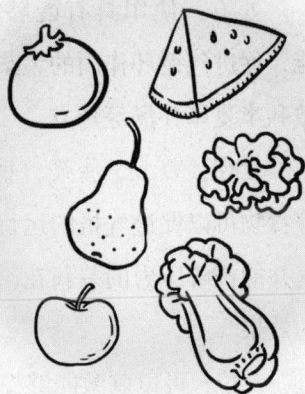

　　内庭穴定位：足背第2、3趾间，趾蹼缘外后方赤白肉际处
　　胃俞穴定位：横平第12胸椎棘突下，后正中线旁开1.5寸

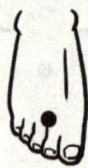
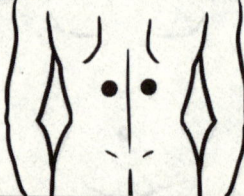

内庭穴　　　　　　　胃俞穴

肝郁气滞——因压力引起的胃痛的调理

　　精神紧张会使肝功能衰弱，导致气机停滞，从而引起胃部气流受阻而产生疼痛。胃部的胀痛感会随精神压力增加而加重。因为气机阻滞，所以还常伴有焦躁不安、郁闷、善叹息等。因此，这类病人平时应尽量控制生气和焦躁的情绪，吃饭时尽量避免过快，应该充分咀嚼后再咽下食物，这样分泌的唾液可以促进消化，同时使胃里产生胃酸，促进食物消化。

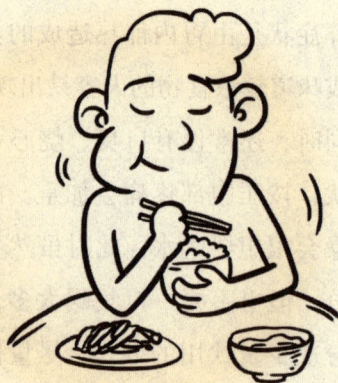

　　处方：使用具有能够提高肝脏机能，促进气循环作用的大柴胡汤、四逆散和半夏厚朴汤等药方。

　　食疗：萝卜、菠菜、韭菜和荞麦面等食物可以促进气机的运行。有清爽香气并能排解压力的茉莉花茶，也有很好的效果。

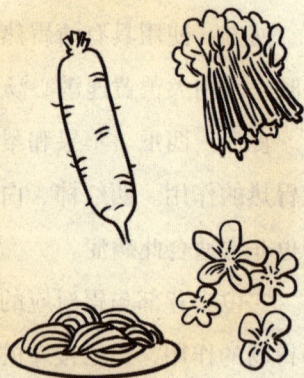

　　穴位：可以刺激能够提高肝功能的太冲穴。内关穴对促进气机运行，缓解胃痛也有很好的效果。

　　内关穴定位：腕横纹上2寸，掌长肌腱与桡侧腕屈肌腱之间

　　太冲穴定位：足背侧，第1、2跖骨结合部前的凹陷处

中医启蒙丛书

零起点学 中医

内关穴　　　　　太冲穴

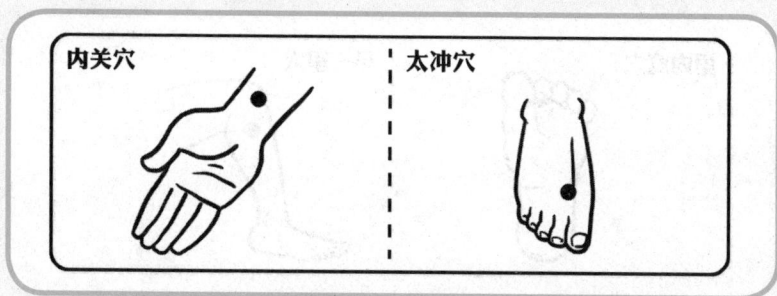

食滞——暴饮暴食引起的胃痛的调理

暴饮暴食或食用不易消化的食物引起的胃痛，是由于食物滞留胃中，阻碍气机运行所导致的。一般会表现为食欲减退，胃部出现胀闷感，大便不通等症状。所以，首先要改掉暴饮暴食的习惯，控制食物摄入量，养成规律的饮食习惯，多吃容易消化的食物，并注意不要一次吃得过多。这样才能使胃的功能得到恢复，气机也能够良好地运行。

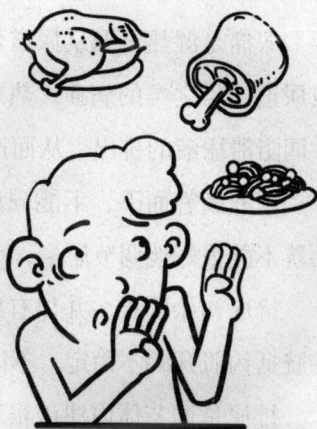

处方：可以服用促进消化的保和丸、枳实导滞丸，使气的循环正常运行，缓和疼痛症状。

食疗：萝卜、萝卜叶、山楂、薄荷等能够促进消化，帮助胃肠排出停滞食物。

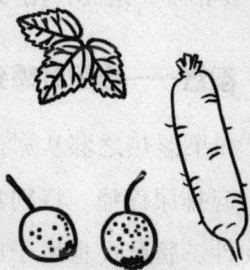

穴位：足三里穴是治疗胃部疾病的特效穴。足底部的里内庭穴可促进消化，改善气机阻滞胃肠的症状。

足三里穴定位：犊鼻下 3 寸，胫骨外侧约 1 横指处

里内庭穴定位：在足底，第 2 足趾根部

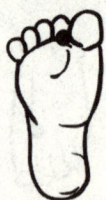
里内庭穴
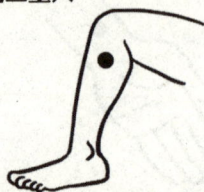
足三里穴

排尿障碍的调养

尿频、尿痛、尿急、排尿障碍以及尿不尽等症状总称为淋症。

尿痛是湿热之邪从尿道侵入膀胱而引起的。相当于西医说的膀胱炎或尿道感染之类的病症。热邪刺激膀胱，湿邪破坏气机运行，两种邪气共同阻滞尿液的排出，从而产生疼痛。尿痛即使治愈也会常常复发。

尿液滴答而下，不能顺利排出是由肾阳不足造成的。肾功能低下，膀胱不能很好地调节尿量，则出现白天尿量减少，夜间频频如厕的现象。

排尿初始困难，并伴有尿不尽的感觉，一般是由气机紊乱造成的。膀胱括约肌开阖不稳定，不能有效地控制尿液的排出和停止。

排尿是调节体内津液很重要的功能，如果出现上述排尿障碍问题，请尽早治疗，避免转化为慢性病。

湿热——排尿时感到疼痛的调理

如果湿热之邪从尿道侵入膀胱，就会引起排尿疼痛。特别常见于尿道较短的女性。膀胱炎也属于此类，表现为尿频、尿急等症状，膀胱会逐渐变得敏感，甚至可能转化为慢性病。所以为了避免外邪侵入，请注意不要刻意憋尿。虽然常常有要小便的感觉，但不要忍耐，应及时排尿。

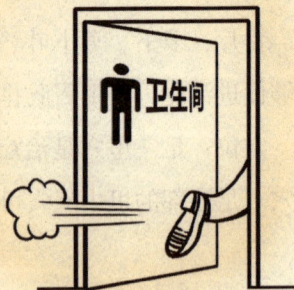
卫生间

处方：使用具有除热、利尿作用的八正散、五淋散等，可以将湿热之邪逐出体外，还能改善尿痛的症状。

中医启蒙丛书 零起点学中医

食疗：薏米、红豆、绿豆、西瓜、冬瓜、莲藕和鱼腥草都具有清热和利尿的作用。

穴位：可以刺激能够促进骨盆内血液循环，调节膀胱功能的膀胱俞穴。另外，阴陵泉穴具有利尿作用，也比较适合治疗此病症。

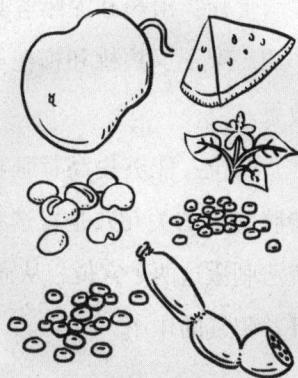

膀胱俞穴定位：横平第2骶后孔，后正中线旁开1.5寸

阴陵泉穴定位：胫骨内侧下缘与胫骨内侧缘的凹陷处

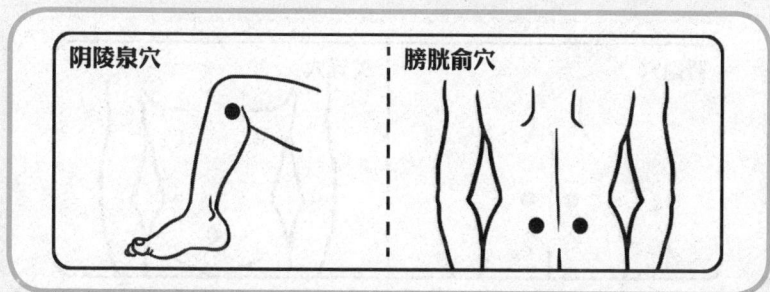

肾阳虚——尿液难以排出的调理

尿液是以滋润身体的津液为基础，并在肾脏的阳气作用下而生成的。所以，如果肾阳出现不足，就会使控制膀胱储存和排泄尿液的功能失调，从而出现津液停滞，白天尿液难以排出，夜里尿频如厕的症状，腰和下半身容易受凉，且排出的尿液颜色较浅。此类病人要注意避免身体受凉，特别是夜里去厕所的时候更需多加注意保暖。

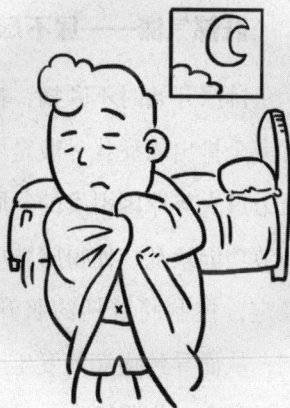

处方：选用能够补益肾阳、温煦身体作用的药方，使肾脏控制排尿的功能正常运行。对于起夜较多的病人，服用牛车肾气丸。另外，真武汤也比较有效。

食疗：山药和泥鳅等具有补益肾阳的作用。栗子、核桃和枸杞等也具有同样的效果。

穴位：能够提高肾脏功能的肾俞穴、膀胱附近的关元穴是首选穴位。可以用温灸法刺激这两个穴位，从而达到温煦身体、补益阳气的作用。

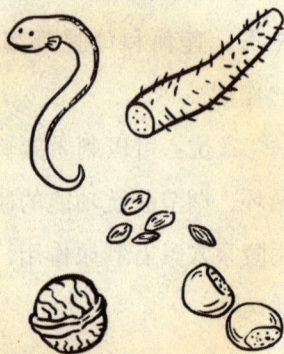

肾俞穴定位：横平第2腰椎棘突下，后正中线旁开1.5寸

关元穴定位：前正中线上，脐下3寸

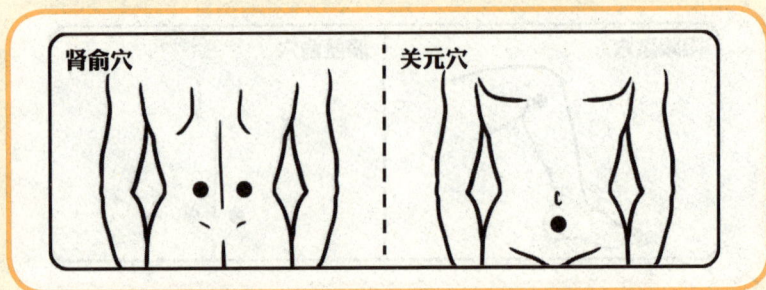

肝郁气滞——尿不尽的调理

排尿开始时不顺畅，排尿后感觉尿液没有完全排出的症状一般是由于精神紧张或者压力过大等原因引发的。肝脏对全身气机的调节功能紊乱，使得膀胱中的气机循环也不稳定，控制膀胱括约肌开阖的功能出现失调，从而导致疾病的发生。所以此类病人应该尽量避免焦躁不安、易怒等紧张情绪，减少压力。可以通过适量运动来解除精神紧张，促进气机稳定良好地运行。

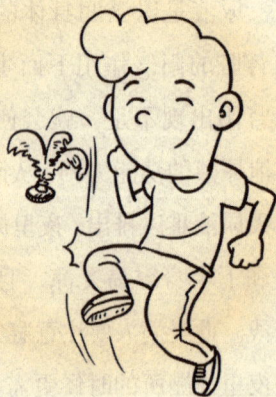

处方：可以选用具有疏解肝气作用的柴胡疏肝散和逍遥散，改善全身气机的循环，从而使尿液顺利排出体外。

食疗：萝卜、荞麦面、西芹和水芹等食物能够提高肝脏功能，促进气机流通。烹调时加入陈皮，或者用陈皮冲水喝也是很好的食疗方法。

穴位：可以刺激联络肝脏、具有改善气机循环作用的太冲穴。腕部的间使穴也有疏导经络循环的效果。

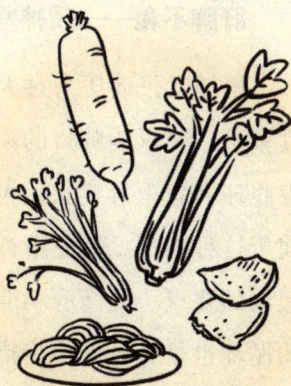

> 太冲穴定位：足背侧，第1、2跖骨结合部前的凹陷处
> 间使穴定位：腕横纹上3寸，掌长肌腱与桡侧腕屈肌腱之间

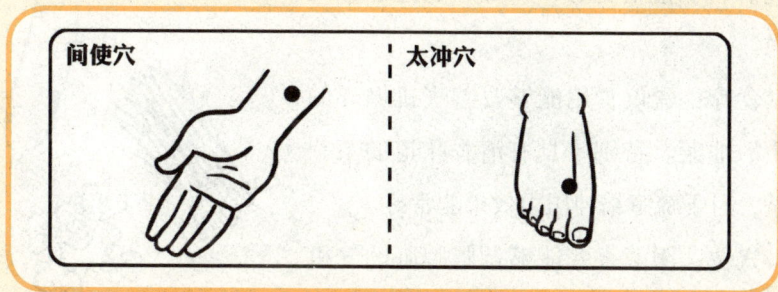

间使穴　太冲穴

慢性腹泻的调养

所谓"痢"，原来是指脓血痢和上吐下泻等具有传染性的腹泻病症。一般的"下痢"，被称之为"泄泻"。如果主司消化吸收的脾胃功能减退，就会出现多次大量排出水样粪便，即腹泻。

能够促进脾胃消化功能的脏器是肝。所以，如果精神压力过大，肝功能紊乱也会影响到脾胃的消化吸收功能，从而出现腹泻。

如果食用油腻食物，容易产生腹泻，一般是由于脾虚造成的。脾负责生成全身之气，如果身体气不足就会出现神疲、乏力等症状。

如果食用生冷食物或受凉后容易出现腹泻，一般是由于温煦脾胃的肾阳不足造成的，属于肾阳虚证。脾胃得不到充分的温煦，从而导致消化各种食物的功能减退，有时大便中还混杂有未消化的食物。

肝脾不和——精神紧张引起的腹泻的调理

精神紧张或压力过大等原因会导致肝气紊乱，并影响脾胃的消化吸收功能，引发腹痛和腹泻等症状，大多数过敏性肠炎属于这种类型。避免精神紧张是预防此类腹泻的要点。提高肝功能，促进全身气机的循环也是有效的治疗措施。适度的运动可以缓解紧张情绪。养成睡前腹式呼吸的习惯也能改善症状。

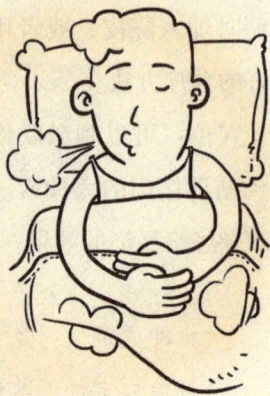

处方：可以选用具有促进肝气循环，提高脾胃功能的药方，如加味逍遥散和四逆散。

食疗：建议食用能够改善气机循环的萝卜、韭菜。特别是具有清香味道的茉莉花茶，对于疏解精神压力效果非常好。

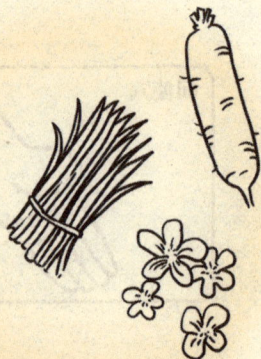

穴位：阴陵泉穴能够调整脾脏的气机循环，具有促进消化吸收的作用。配合刺激能够提高肝功能、疏解肝气的太冲穴效果更佳。

太冲穴定位：足背侧，第1、2跖骨结合部前的凹陷处
阴陵泉穴定位：胫骨内侧下缘与胫骨内侧缘的凹陷处

阴陵泉穴 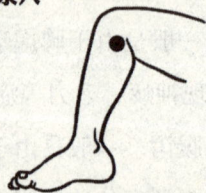 太冲穴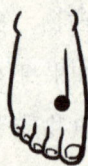

脾虚——油腻食物引发的腹泻的调理

脾胃虚弱，消化吸收功能减退，所以肠胃只能接受清淡的食物。因此一吃到油腻或者生冷食物等，就会出现消化不良的症状，引起腹泻。由于脾脏有生成气的功能，所以这种人一般表现为气虚，容易疲劳，饭后容易困倦。此类病人应尽量多吃容易消化的食物，以逐渐改善并恢复正常的脾功能。锻炼身体可以帮助恢复精力，也是有效的治疗措施。

处方：使用能够提高脾胃功能，使消化吸收恢复正常，从而起到治疗腹泻作用的药方，如参苓白术散和六君子汤。

食疗：避免食用富含脂类、不易消化的食物。山药、莲子、枣和龙眼等，不但容易消化，而且还能增强脾胃功能，均为食疗佳品。

穴位：可以刺激能够提高脾脏功能的脾俞穴，以及促进大肠功能的大肠俞穴，从而调整消化器官的功能。

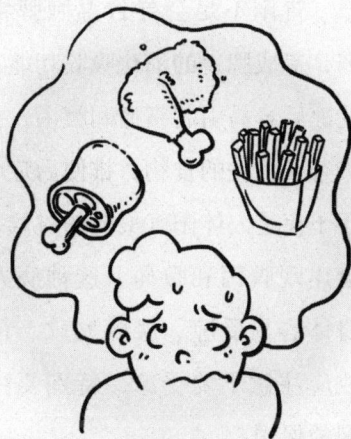

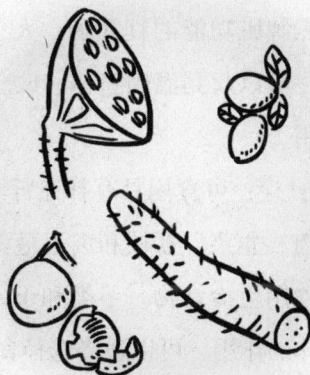

大肠俞穴定位：横平第 4 腰椎棘突下，后正中线旁开 1.5 寸
脾俞穴定位：横平第 11 胸椎棘突下，后正中线旁开 1.5 寸

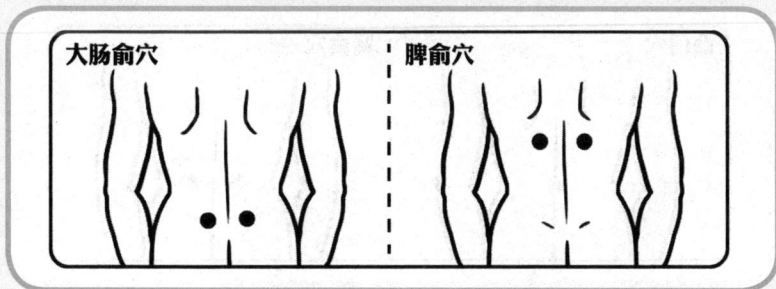

大肠俞穴　　　　脾俞穴

肾阳虚——受凉后出现腹泻的调理

肾阳不足会导致温煦脾胃的功能减弱，造成脾胃的消化吸收功能紊乱。所以受凉后容易引起腹痛和腹泻，大便中常常夹杂未消化的食物，排便后症状减轻。由于子夜是人体阳气最弱的时候，所以常常会出现腹泻和腹痛。这种病人的特点是身体容易受凉、腰膝酸软、精力不足。故应注意不要受凉，特别要注意腹部周围的保暖。

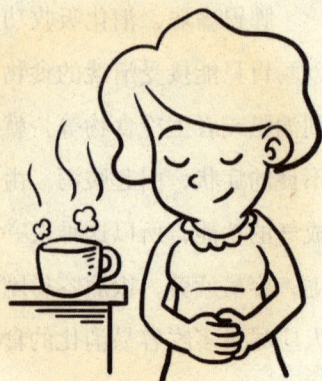

处方：服用能够补充脾肾阳气，提高温煦脾脏功能的真武汤、人参汤和四神丸等，可以起到温煦身体、改善腹泻症状的作用。

食疗：可食用具有补充肾阳作用的虾、羊肉、韭菜、荔枝和肉豆蔻等食物。要避免食用生冷食物。芋类和干果类也有温煦身体的作用，可以适当选择食用。

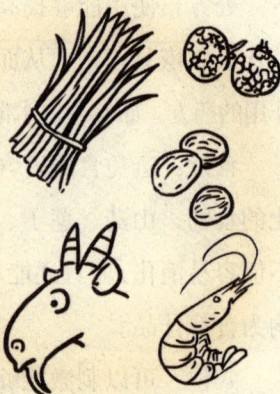

穴位：可刺激提高肾脏功能的肾俞穴、补充人体阳气的命门穴。用温灸法效果更好。

命门穴定位：后正中线上，第2腰椎棘突下陷中

肾俞穴定位：横平第2腰椎棘突下，后正中线旁开1.5寸

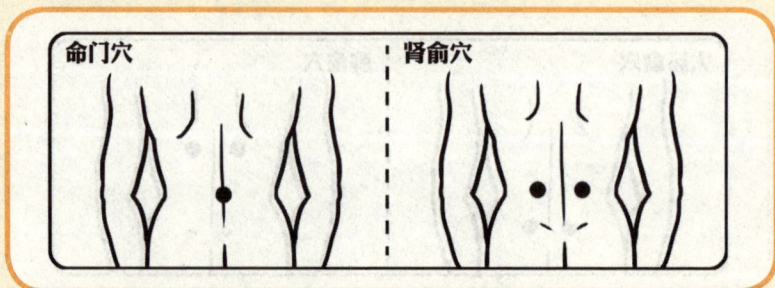

命门穴　　　　　　　　肾俞穴

便秘的调养

造成便秘的最主要原因是津液不足。如果大便干燥，则无法被顺利排出。此类型的人常怕热，出现口渴的症状，这是因为身体里郁积的热量消耗了过多的津液，同时也夺去了便中的津液，导致便秘的发生。这种类型的便秘可以通过降低身体的热量来改善。

便秘的另一个原因是大肠蠕动缓慢。要想使大肠运动活跃，必须有大量的气在体内顺畅地流通。精神紧张会使体内气机停滞或气不足，造成排便的力量减弱或者排便功能减退。大肠如果受凉，蠕动也会变得缓慢，从而引发便秘。

如果没有找出便秘的根本原因，就随便服用泻药，不但起不到良好的治疗效果，反而还有使病情恶化的危险。所以，彻底地改善体质，养成规律的排便习惯是非常重要的。

实热——羊粪样硬便的调理

如果大便呈羊粪状，很硬且不易排出，一般是由于胃肠有郁热，导致津液耗损，肠中燥热，使得粪便变得干燥。这种类型的人一般有怕热、喜食冷饮等特点。有时还伴有尿色浓、口臭、矢气臭等症状。因此要控制容易造成胃肠郁热的辛辣、油腻、味道厚重的食物以及酒精的摄入量，消除身体内郁积的实热之邪，改善便秘。

处方：使用能够促进宿便排出，同时具有消炎降热作用的药方，如防风通圣散、大承气汤和大黄甘草汤等，可以逐渐调整体质，改善便秘症状。

食疗：选用既可以降火清热，又具有通便作用的食物，如香蕉、柿子、梨、菠菜和竹笋等。

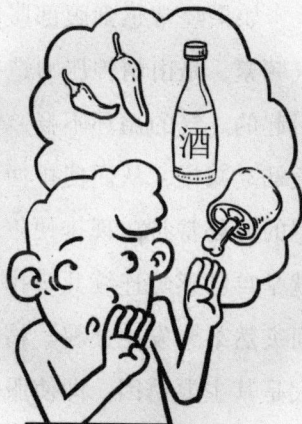

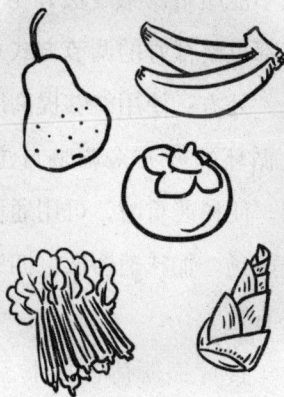

穴位：具有消除胃肠郁热作用的穴位主要有合谷穴、曲池穴。刺激这两个穴位可以起到改善便秘的作用。

合谷穴定位：手背第1、2掌骨之间，当第2掌骨桡侧的中点处

曲池穴定位：屈肘，尺泽与肱骨外上髁连线的中点

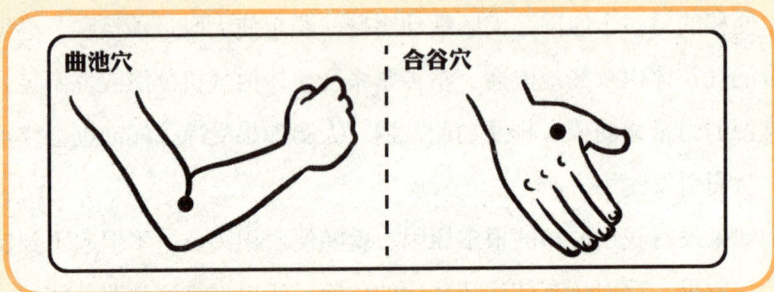

曲池穴　　　　　合谷穴

肝郁气滞——便秘、腹部胀闷的调理

如果经常感到腹部胀闷、嗳气并失气频繁，是由精神压力造成气机停滞所引起的。气的循环不畅，就会导致消化道蠕动减慢，从而使排便困难。这种类型的便秘常常出现排便不规律的特点，就是自己感觉连续几日排便都很正常，而突然某天发生便秘。精神紧张、压力大是其主要诱因。即使服用泻药，症状也不能缓解。只有缓和精神紧张，解除压力才是有效的改善措施。按摩腹部也是很好的调节方式。

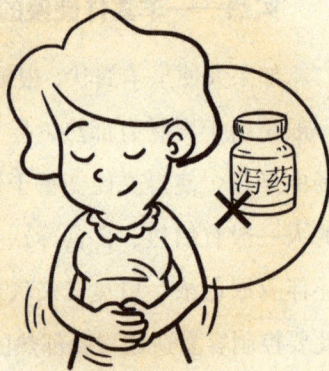

处方：使用能够提高肝功能，改善气机循环的药方来调整自主神经，改善便秘。便秘严重时，可用通便效果较好的大柴胡汤。加味逍遥散、四逆散也对改善便秘有效。

食疗：薄荷、萝卜、荞麦面和橘子

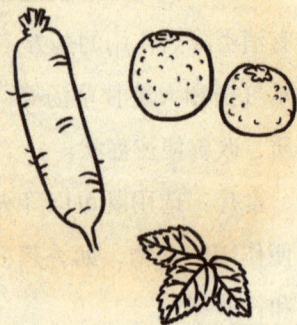

等，能够调整气机，具有通便的效果，是食疗佳品。

穴位：配合刺激能够改善气滞的阳陵泉穴和支沟穴，具有消除便秘的作用。

支沟穴定位：阳池穴与肘尖的连线上，腕背横纹上 3 寸

阳陵泉穴定位：腓骨头的前下方凹陷处

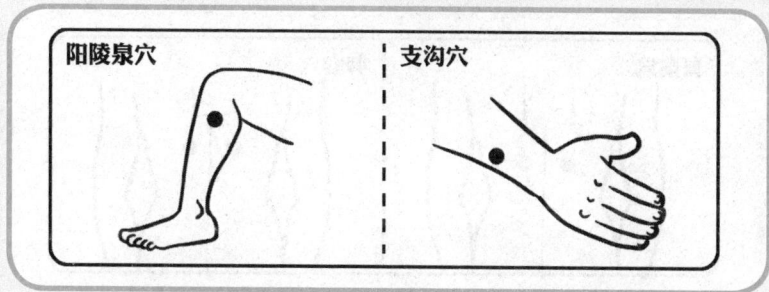

阳陵泉穴　支沟穴

气虚——排便困难的调理

气虚会导致排便所需要的动力减弱，从而引发便秘。这种类型的人即使用力仍然难以排出粪便，而且脸色较差，很容易疲劳。排便时间较长，排便后总是气喘吁吁，并感到疲劳。这种便秘，使用缓泻的方法效果常常不理想。补气是改善此类症状的重要途径。锻炼身体，增强腹部和腰部的肌肉力量有利于增加排便的力量，从而促进排便。

处方：可以服用具有补气作用的补中益气汤。另外要注意，补气的药方中如果含有茯苓等具有除湿作用的药材，反而会加重便秘症状。

食疗：可以选用既有补气作用，又能通便的食物，如无花果、核桃、蜂蜜和黑芝麻等。

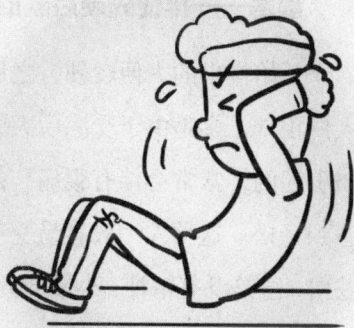

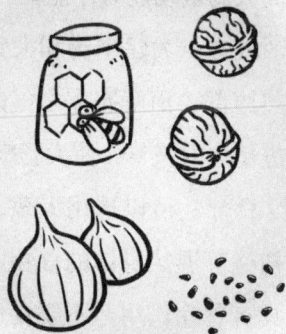

穴位：刺激能够提高脾脏功能的脾俞穴、改善胃肠功能的胃俞穴，对提高消化吸收功能，补气健身很有帮助。

胃俞穴定位：横平第12胸椎棘突下，后正中线旁开1.5寸
脾俞穴定位：横平第11胸椎棘突下，后正中线旁开1.5寸

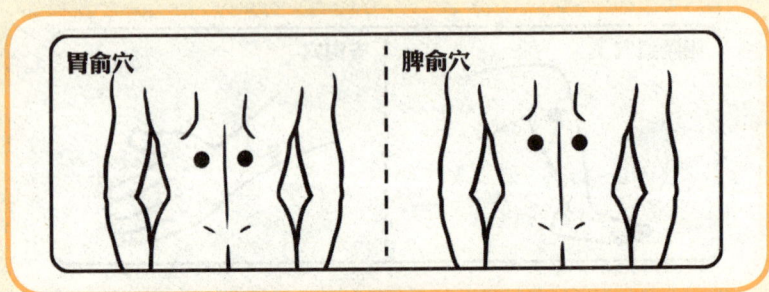

虚寒——排便先硬后软的调理

开始排出的大便较硬，之后排出的大便正常，多是由于受凉后大肠蠕动减弱引起的。常常会伴有腹痛，便后身体感到轻松。这种人一般容易受凉，脸色苍白，总是没有精神，小便的颜色较淡，而且量多。因此避免受凉非常重要。另外应注意，服用缓泻剂会抑制大肠的正常蠕动，加重便秘症状。温煦身体、提高大肠蠕动能力才能促进排便正常。

处方：大建中汤和大黄附子汤具有温热腹部、消解寒凉之气的作用，还能促进精力的恢复，使大肠蠕动加快。

食疗：可以选用大葱、生姜、韭菜与核桃等温热身体的食物。香辣调味料也具有食疗作用。不要食用生的食物，以免使身体受凉。

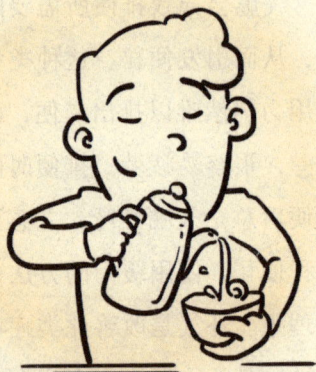

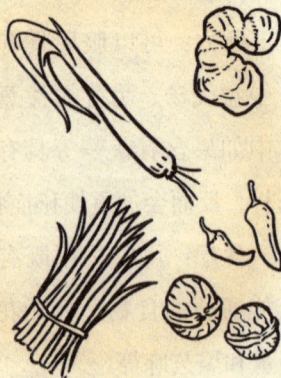

穴位：可刺激具有恢复元气、温热身体作用的关元俞穴和气海穴。若想使驱寒效果更强，可以使用温灸法。

气海穴定位：前正中线上，脐下 1.5 寸

关元俞穴定位：横平第 5 腰椎棘突下，后正中线旁开 1.5 寸

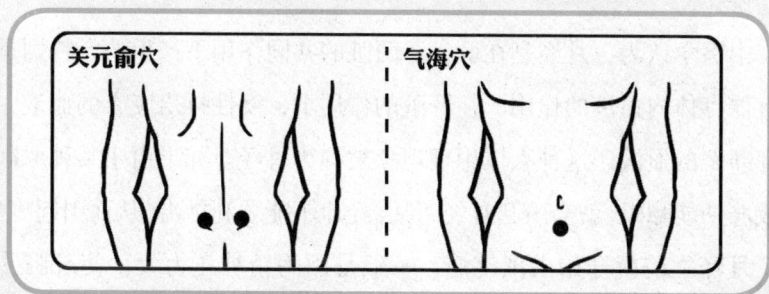

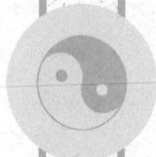

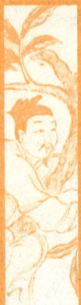

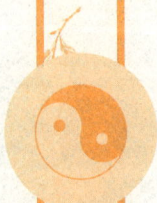

第⑨章
女性病症的中医疗法

经期综合征的调养

　　中医学认为，月经是在肝、肾两脏的共同作用下产生的。特别是肝脏有储存体内血液的作用。在肝脏的作用下，女性排出废弃的血液，再储存新鲜的血液，这种人体生理现象被称为月经。如果由于某种原因，造成肝功能障碍，就会引起月经紊乱，经血不能顺利排出，从而引起疼痛。

　　月经之前就开始出现疼痛，一般是因为精神压力大，使肝脏受到损害，气流通不顺畅，从而导致血液循环障碍，这种痛经属于肝郁气滞型。

　　如果受凉之后疼痛症状加重，温煦身体则症状得到缓解，主要是寒邪入侵子宫所造成的寒凝型痛经。寒邪使子宫里的血液凝结成块，引起疼痛。

　　肝郁气滞和寒凝，或者由于其他原因造成的长期血行不畅，都会引起血瘀型痛经。主要表现为月经第一天开始疼痛，经血难以排出，待经血大量排出后疼痛得到缓解。

肝郁气滞——有经前综合征的调理

　　月经之前到月经第二天下腹部出现疼痛、胸部胀闷疼痛，并伴有焦躁不安、易怒、头痛等症状，即所谓的经前综合征，属于肝郁气滞型。其原因是精神紧张、压力过大、发怒等不良情绪造成的肝功能低下，气流停滞，从而引发各种症状。如果要缓解症状，平时就应该控制精神紧张，尽量避免积蓄过多精神上的压力。

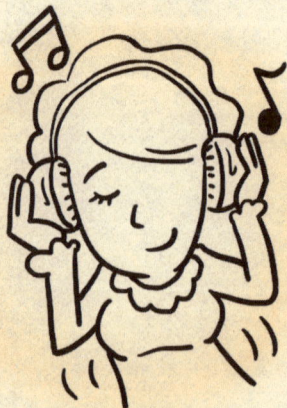

处方：焦虑不安的情绪比较严重时，可以服用能够提高肝功能，促进气机循环的四逆散。疼痛较重时，可以服用妇科代表药方加味逍遥散。

食疗：应该多吃能够促进气循环流通的荞麦面、萝卜、木耳和橘子等食物，以缓和精神压力。

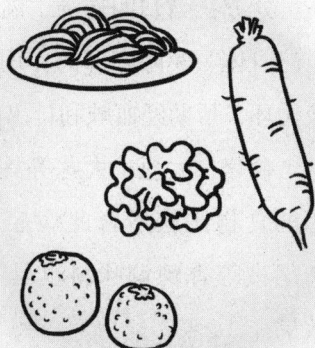

穴位：刺激能够改善气机停滞的阳陵泉穴，在月经之前按压此穴有预防疼痛的作用。三阴交穴也是治疗痛经的特效穴位。

三阴交穴定位：内踝尖上3寸，胫骨内侧缘后际

阳陵泉穴定位：腓骨头的前下方凹陷处

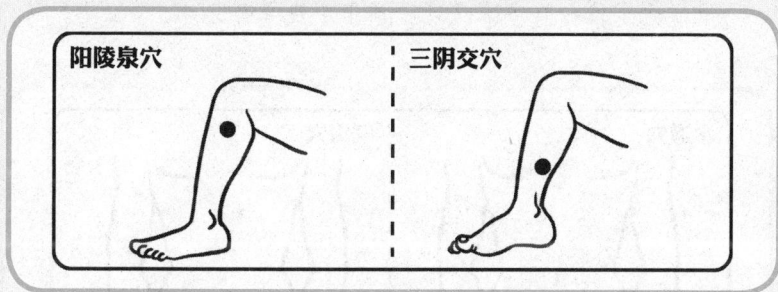

阳陵泉穴　　　　　三阴交穴

寒滞——腹部寒凉疼痛的调理

月经前和月经初期感到下腹寒凉，并伴有剧烈疼痛，是由于寒邪侵入子宫所造成的。经血受凉后循环不畅，难以顺利排出体外，所以产生疼痛，温热身体后疼痛减轻。这种类型的人还常常出现月经延迟的现象。此类病人最重要的是平时注意保暖，避免身体受凉，控制寒凉食物和饮品的摄入。特别是在月经期间，注意腰部周围的保暖。

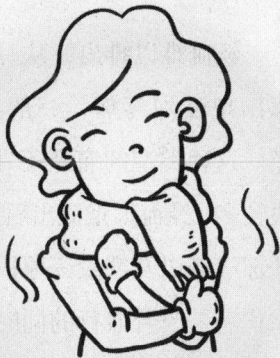

处方：当归四逆汤、温经汤等都具有温热身体、驱除寒邪的作用，能够改善血液循环，帮助经血顺利排出体外。

食疗：大葱、大蒜等具有温热身体作用的食物比较适合此病症。生姜、山椒和胡椒等香辣调味料也具有改善血行的效果。

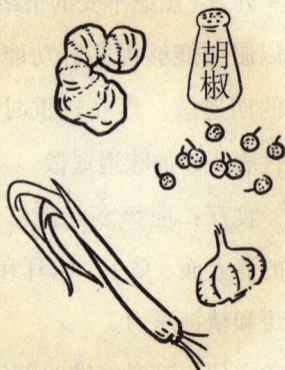

穴位：下腹部的气海穴、水道穴是治疗痛经的特效穴。温热这两个穴位，可以起到缓解疼痛的作用。用艾灸治疗效果较好，也可以利用热水袋等来刺激这两个穴位。

气海穴定位：前正中线上，脐下1.5寸

水道穴定位：脐中下3寸，前正中线旁开2寸

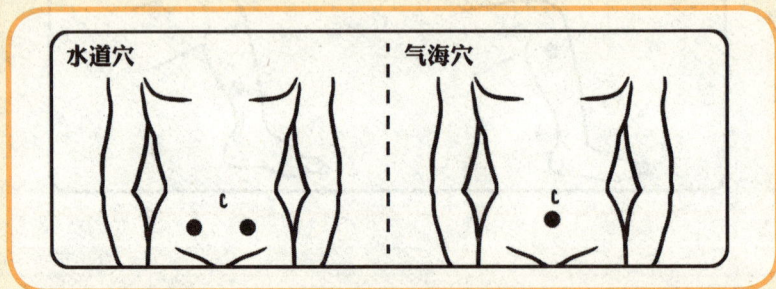

血瘀——经血难以排出体外的调理

经血难以排出，从月经第一天开始腹部出现强烈疼痛，一般是血瘀引起的痛经。这种类型的痛经还具有经血色暗、血块较多、经血大量流出后疼痛缓解的特点。肝郁气滞以及寒凝等原因都会造成血瘀。在化瘀、改善血行的同时，也应该考虑如何消除造成血瘀的根本原因。此类病人平时应注意锻炼身体，促进血液循环。月经

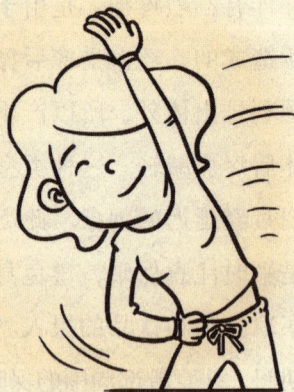

期间适当活动腰部，也可以起到缓解疼痛的作用。

处方：可以服用能够改善瘀血，促进血液循环的血府逐瘀汤等。桂枝茯苓丸也是治疗痛经的代表方剂。如果伴有便秘、焦躁不安等症状，还可以选用通导散等药方。

食疗：韭菜、大蒜等可以促进血液循环，山楂对治疗此病症效果也很好。

穴位：配合刺激下肢的血海穴和手上的合谷穴，对促进血流、改善痛经有很好的效果。以感到轻微疼痛的按压力度为宜。

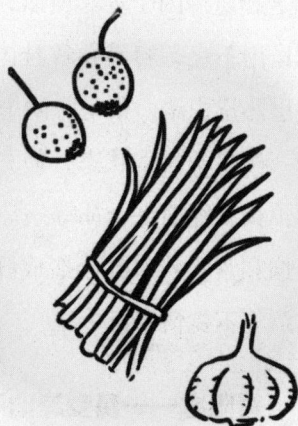

合谷穴定位：手背第1、2掌骨之间，当第2掌骨桡侧的中点

血海穴定位：髌底侧端上2寸，或病人取坐位，术者面对病人，用左（右）手掌心按在病人右（左）膝髌骨上，在拇指尖所至处定穴

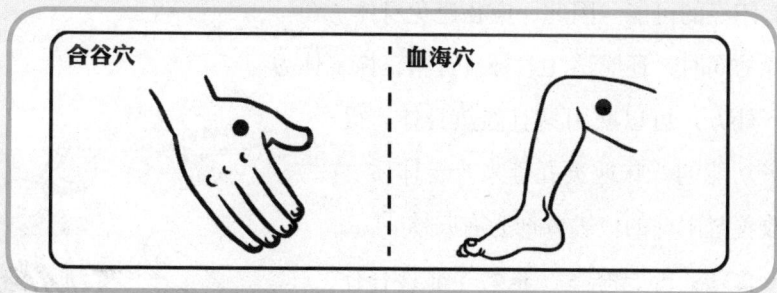

合谷穴　　　　　血海穴

不孕症的调养

不孕症的原因是多种多样的，治疗时不仅要注意分析每个病人的体质，还要考虑是否是男方的原因造成的。如果要彻底治疗不孕症，应该到专门的医院就诊。

与妊娠密切相关的脏器是肾脏，肾脏藏有关系到生命根本的基本物质，这种物质被称为"精"，或者"肾精"，相当于西医所说的卵子、

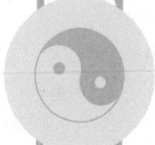

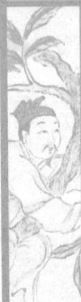

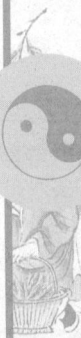

精子和遗传因子等。所以，如果肾精不足就会导致难以妊娠。温煦身体的作用不足，容易导致身体受凉，即肾阳虚；温煦身体的作用过强，身体里热量积聚，则是肾阴虚的表现。

调整子宫的状态，使它能够接受受精卵着床，属于肝脏的功能。月经不调和经前综合征等病症，多是由于肝郁气滞导致的。精神上的压力、烦恼和紧张状态都会造成肝功能减退，气机循环紊乱，从而产生忧郁和焦躁等不良情绪。

肾阳虚——易受凉的不孕症的调理

肾脏本身较弱，或者由于不健康的性生活等原因导致肾精和阳气大量损耗，子宫没有得到充分的温煦，则不容易怀孕。这种类型的病人一般身体容易受凉，没有精神，起夜较频繁，并伴有目眩、耳鸣和性欲减退等症状，还常出现月经周期延长、经血量少的情况，甚至有闭经的可能。因此，应在避免身体受凉的同时，还应该注意补益肾精，恢复体力。

处方：可以服用具有温热身体、提高肾功能的八味地黄丸等来改善体质。能改善肾阳虚的代表方剂为右归饮。

食疗：虾、海参、韭菜等都具有补益肾脏、温热身体的作用。栗子和核桃等也是能够提高肾功能的食物。

穴位：命门穴和气海穴对温煦子宫、消除寒气效果很好，建议使用温灸法进行治疗。还可以配合刺激能够提高肾功能的肾俞穴。

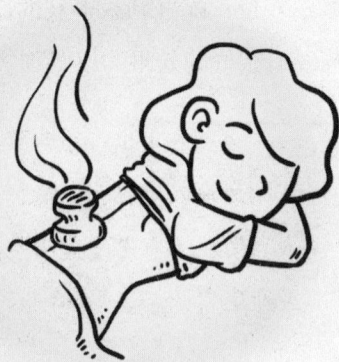

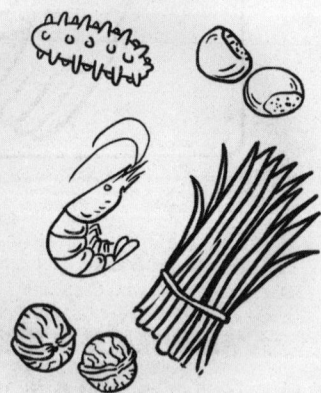

命门穴定位：后正中线上，第2腰椎棘突下凹陷中

气海穴定位：前正中线上，脐下1.5寸

命门穴　　　　　　　气海穴

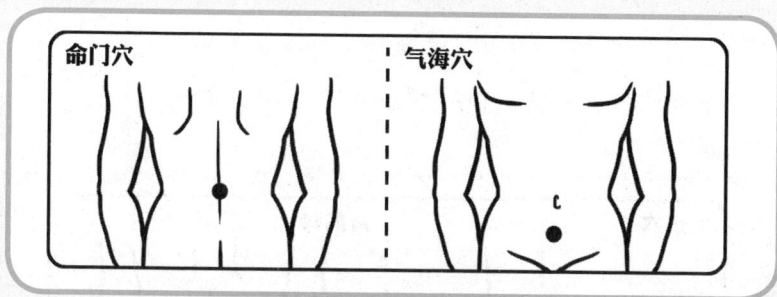

肾阴虚——易上火的不孕症的调理

肾精等能够滋养身体的阴液如果出现不足，就会造成子宫功能减退，从而引发不孕症。由于阴液不足，身体降温的作用减弱，身体处于阳气相对亢盛的状态，会导致过多的热量郁积于体内。这种类型的人常常感觉身体热，手足发热，盗汗等，还伴有月经周期缩短，经血量少，经间期出血等症状。故治疗应补益肾精，消除身体多余热量，改善体质，使子宫功能恢复正常。

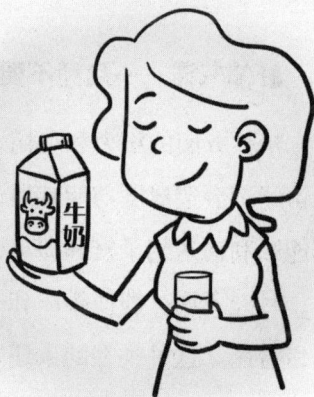

处方：使用具有补益阴液、降低身体热量的六味丸，以及提高肾脏功能、清热的知柏地黄丸等药方。

食疗：选用具有降低身体热量、补益肾精的食物是首选食疗佳品，如山药、木耳、鱿鱼和柿子等。牛奶也是非常适合此种病症的饮品。

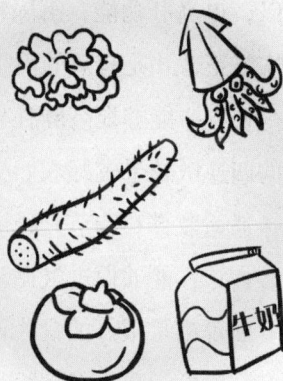

穴位：肾俞穴具有补益肾精的作用，对于肾阳虚和肾阴虚都有效。内踝附近的太溪穴具有补益肾脏、提高肾功能、改善肾阴虚的作用。

太溪穴定位：足内侧，内踝后方与跟腱之间的凹陷处

肾俞穴定位：横平第 2 腰椎棘突下，后正中线旁开 1.5 寸

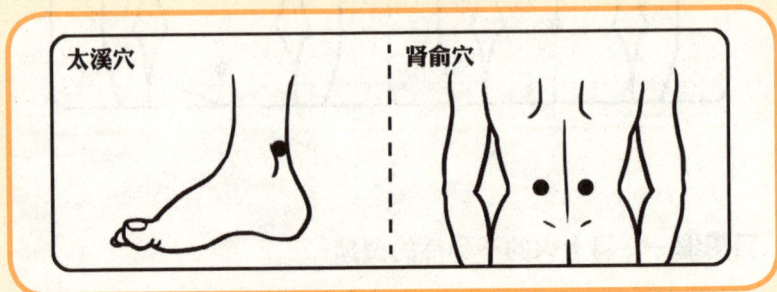

太溪穴　　　　　　　　　　肾俞穴

肝郁气滞——月经不调的不孕症的调理

精神方面的压力和烦恼，以及各种紧张情绪都会造成肝功能减退，从而使营养不能顺利输送到子宫和卵巢，造成排卵紊乱、月经不调，即使排卵和受精顺利，也难以着床。这种类型的人还常常焦躁不安或者忧郁，夜晚难以入睡，月经之前常出现乳房胀痛，与经前期紧张综合征有相似之处。肝脏是调节全身气机的重要脏器，所以，提高肝功能，解除精神压力，使月经恢复正常才是有效的治疗办法。

处方：能够提高肝脏功能，缓解精神紧张的四逆散效果较好。妇科疾病经常用到的加味逍遥散具有调节月经周期的作用。

食疗：能够促进气循环的萝卜、菠菜、荞麦面等都是很好的食疗佳品。茉莉花茶也具有同样的效果，是放松身体的最佳饮品。

穴位：足背部的太冲穴是联络肝脏的重要穴位。膝盖下方的阳陵泉穴能提高肝功

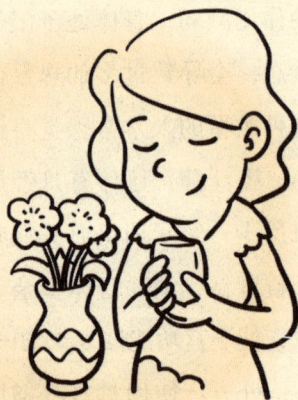

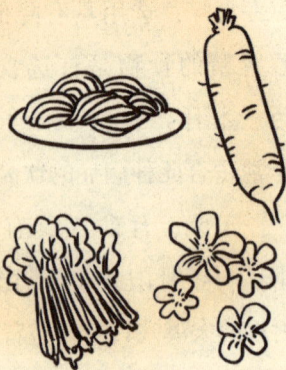

能，具有调整气机运行的作用。

太冲穴定位：足背侧，第 1、2 跖骨结合部前的凹陷处
阳陵泉穴定位：腓骨头的前下方凹陷处

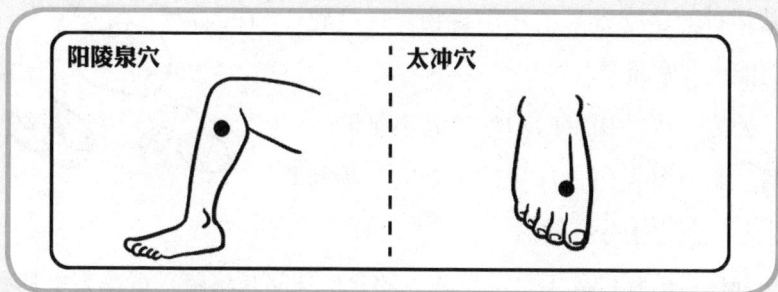

母乳不足的调养

母乳是由精气生成的，给刚出生的婴儿喂母乳，这种行为是传承生命本源的行为。如果胃肠虚弱，不能从食物中摄入足够的营养，就会造成母体气血不足，难以生成母乳。这种类型的人一般胃肠较虚弱，并食欲不佳。由于气血不足，精力也有限，所以脸色苍白。治疗时需要充分休养，提高胃肠功能，补充气血。

另一个造成母乳不足的原因是精神压力过大。如果出现精神紧张等不良情绪，肝功能就会随之下降，气血循环变得紊乱，阻碍母乳的正常分泌。另外，此种类型的人还表现为容易出现焦躁不安、乳房胀痛等。因此，放松心情、缓解精神压力是治疗的首要措施，还需要调节肝功能，改善气机循环，促进母乳的分泌。

气血两虚
——母乳不足伴易疲劳的调理

由于生产或产后出血过多等原因而导致气血大量消耗，容易造成母乳不足。如果脾胃虚弱，不能从食物中吸收足够的营养物质，就会造成气血不足，食物中的精华不能顺利

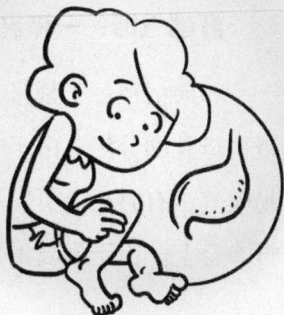

地转化成母乳。这种病症还表现为面色不华、容易疲劳、食欲不佳、肌肤干燥、便软等气血不足的特征。所以，此类病人不要勉强劳作，尽量多休息，以恢复气血的正常运行。多吃容易消化的食物，提高脾胃功能也非常重要。

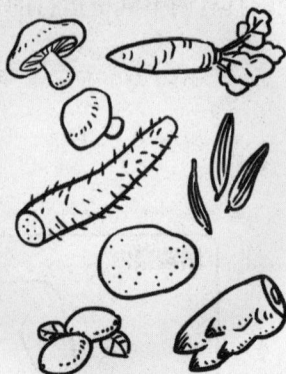

处方：可选用专门治疗母乳不足的通乳丹。具有补益气血作用的十全大补汤和补中益气汤也十分有效。

食疗：治疗母乳不足不可缺少的食疗佳品是猪蹄。黄花菜也具有很好的效果。还有能够补益气血的山药、土豆、香菇、枣和胡萝卜等。

穴位：合谷穴能够治疗气血不足，是治疗母乳不足的特效穴。足三里穴具有提高脾胃功能的作用，可以配合刺激。

合谷穴定位：手背第 1、2 掌骨之间，当第 2 掌骨桡侧的中点

足三里穴定位：犊鼻下 3 寸，胫骨外侧约 1 横指处

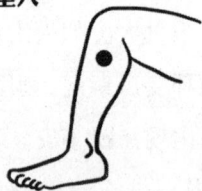足三里穴　　　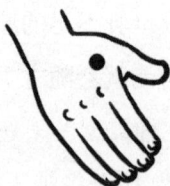合谷穴

肝郁气滞——母乳不足伴易焦躁的调理

如果精神过于紧张，就会影响肝功能，扰乱气血的正常运行，从而阻碍母乳的分泌。由于气血郁滞，故常常感到乳房胀痛，腹部胀满，容易嗳气，有时还会引发乳腺炎。常见于因第一次育儿而出现紧张不安的母亲身上。由于母乳不足而造成的焦虑情绪又会影响母乳的正常排出，

形成恶性循环。所以此类病人应放松心情，尽量多倾诉，缓解精神压力，以恢复正常的肝功能。

处方：使用治疗母乳不足的特别处方下乳涌泉散。柴胡疏肝散可以提高肝的气血循环功能。

食疗：荞麦面、萝卜、菠菜、油菜和刀豆等都具有促进气机循环的作用。茉莉花也有很好的治疗效果，可以用它泡茶喝来疏解身心压力。

穴位：可刺激促进气机循环的膻中穴。另外，少泽穴也有很好的促进乳汁分泌的作用。

膻中穴定位：前正中线上，平第4肋间隙，两乳连线的中点

少泽穴定位：小指尺侧，距指甲角约 0.1 寸处

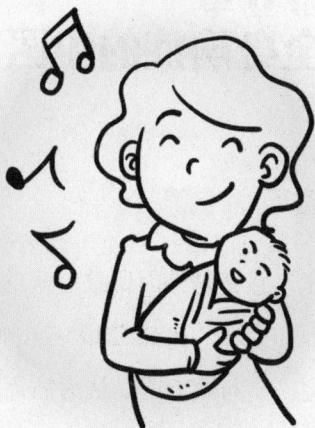

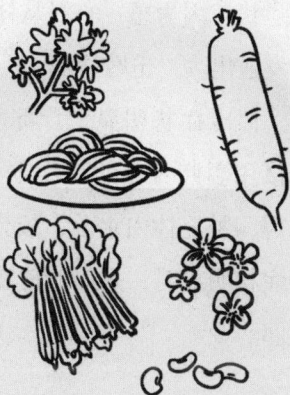

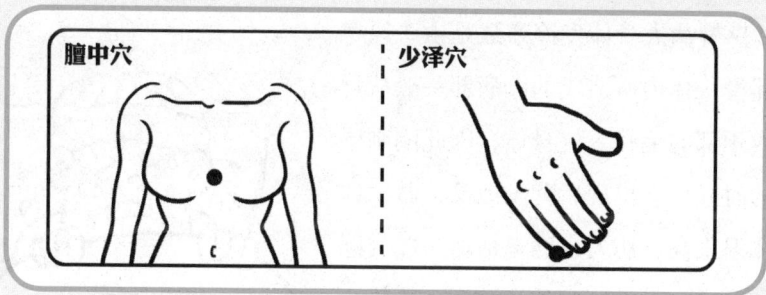

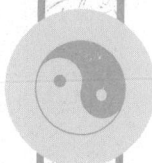

膻中穴　　　　　　**少泽穴**

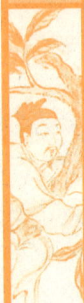

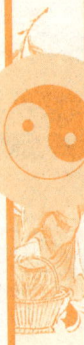

第十章
全身病症的中医疗法

感冒的调养

感冒是外因所致疾病的代表之一。在风邪、寒邪、暑邪、湿邪、燥邪和火邪（火热之邪）这六种邪气中，风邪侵袭人体是感冒的主要原因之一。与西方医学认为病毒和细菌感染引起感冒相似。

入侵身体的病邪与身体的抵抗力（正气）之间的争斗表现为各种临床症状。因为感冒一般从体表开始发病，所以通过发汗等方法可以使病邪发散出去，击败病邪。

怕冷症状明显，背部阵阵发凉的感冒属于寒邪侵入身体的表现，应该用温煦身体的治疗方法。咽干口燥的症状是一种火热之邪较盛的表现，补充体内水分，减少身体热量是治疗的有效途径。夏季感冒等胃肠症状明显时，是湿邪侵袭所导致的，应该食用促进消化的食物，消除湿邪。

风寒感冒——寒气较强的调理

感冒病人身体发冷寒战是由于风寒之邪侵入体内所造成的。病邪一般从背部或颈部的毛孔入侵身体，因此刚刚感冒的时候，会出现后背发凉等症状。即使体温很高，病人也感觉怕冷是此类感冒的特点。有时还常伴流清涕，头痛，关节痛等症状。要想祛除风邪和寒邪，可以利用发汗的方法，将病邪从体表发散出去，所以温煦身体非常重要。

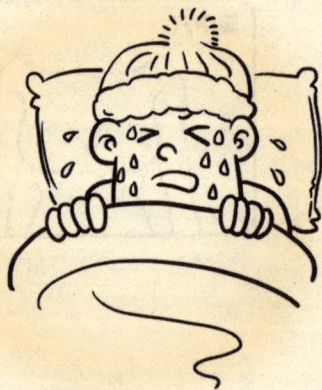

处方：葛根汤有温煦身体、促使发汗的作用。要达到微微汗出的自然效果，推荐选用桂枝汤。

食疗：辣的食物既可以发汗，又能温煦身体，如生姜、大葱、紫苏和香菜等，适宜做成粥和汤等温热的菜肴。

穴位：用温热刺激风门穴驱散病邪。咳嗽刺激具有调整肺脏功能的列缺穴。

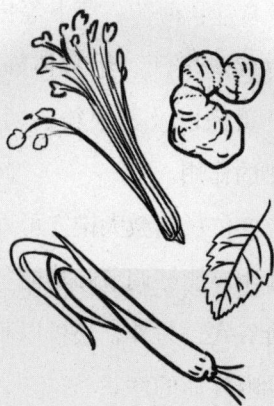

> 风门穴定位：横平第2胸椎棘突下，后正中线旁开1.5寸
>
> 列缺穴定位：桡骨茎突上方，腕横纹上1.5寸，或两手虎口交叉，食指尖所至凹陷处

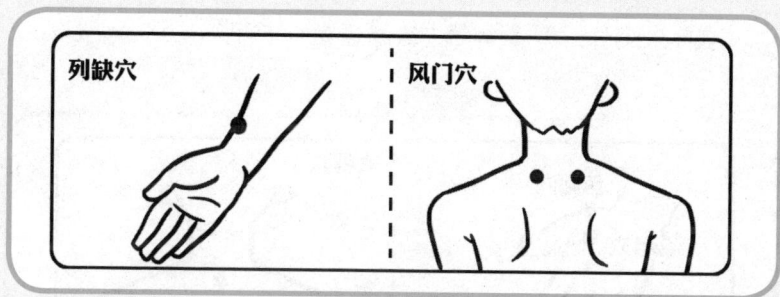

列缺穴　　　　　风门穴

风热感冒——发热较重的调理

高热是一种火热之邪势力较盛的状态。由于病邪一般从鼻腔和咽喉部位侵入人体，所以这种感冒的特点是咽喉疼痛。其初期有时会出现怕冷症状，但一般时间很短，很快会表现为发热并伴有咽喉干燥。因此，发汗十分重要，使病邪从体表发散出去，给身体降温，并应及时补充水分。

处方：避免温热药物。具有清热解毒作用的银翘散等比较适合此病症。也可以使用桑菊饮。

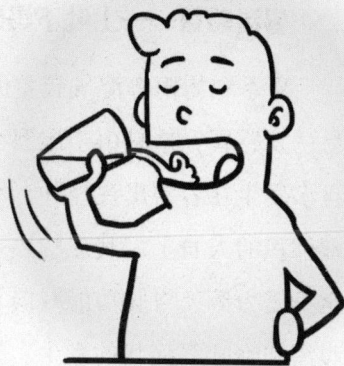

食疗：薄荷、萝卜等味道清爽的食物具有促进发汗、给身体降温的作用。牛蒡、黄酱以及葛根粉、菊花等也有辅助退热的作用。

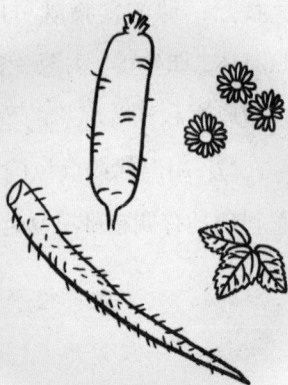

穴位：刺激大椎穴可以起到降低体温的作用。能够调节肺功能、退热的穴位还有合谷穴。另外，还可以刺激鱼际穴来缓解咽喉疼痛的症状。

合谷穴定位：手背第1、2掌骨之间，当第2掌骨桡侧的中点

大椎穴定位：第7颈椎棘突下凹陷中

鱼际穴定位：第1掌骨中点桡侧赤白肉际处

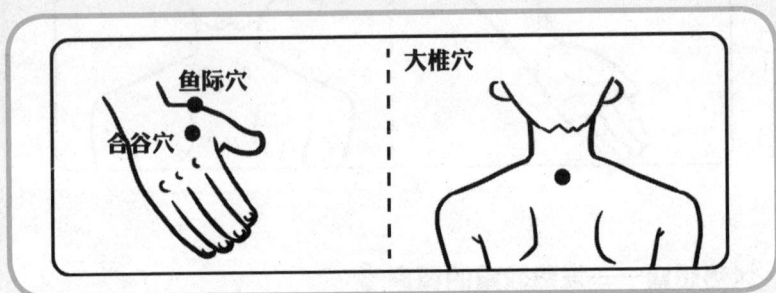

鱼际穴　合谷穴　大椎穴

暑湿感冒——上吐下泻的调理

夏季和梅雨等湿气较重的季节常常易诱发感冒，这是由于湿邪引起的。而且多发生在容易出现浮肿、原本体内湿邪郁积的人身上。其症状表现为头重，全身乏力等。胃肠功能减弱，则可导致腹泻和呕吐等症状的发生。另外，如果湿邪侵入关节，则会引起关节疼痛。治疗时，重要的是调理胃肠功能，驱散体内郁积的湿邪。

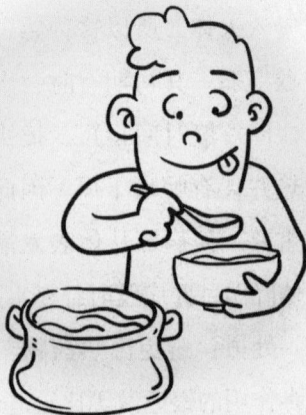

处方：推荐服用具有调节紊乱气机、驱散湿邪、提高胃肠消化功能等作用的清暑益气汤和藿香正气散。

食疗：多吃促进消化的食物，早日恢复胃肠功能十分重要。另外，可以选择苦瓜、西瓜、绿豆、薄荷、荷叶等调节津液代谢的食物来除湿邪。

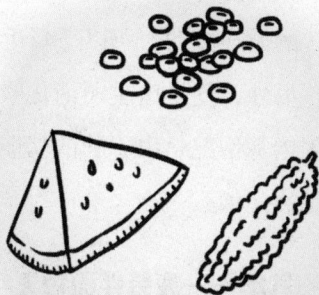

穴位：消除胃肠症状可刺激中脘穴。若有呕吐现象时，刺激内关穴较有效。有发热症状时，可以刺激合谷穴。

内关穴定位：腕横纹上 2 寸，掌长肌腱与桡侧腕屈肌腱之间

中脘穴定位：前正中线上，脐上 4 寸

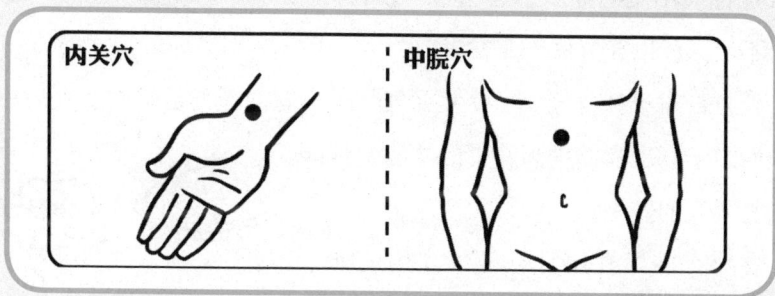

内关穴　　　中脘穴

疲劳的调养

气不足会导致身心容易疲惫。造成气不足的原因是因人而异的，因此要注意区别不同症状，避免采用了错误的治疗方法。

如果是原本体质虚弱或身体老化，或手术后、过劳和精神紧张等情况造成气的大量损耗者，可以通过充分休息和食用有营养的食物，来补充身体，从而改善症状。

但如果休息后无法恢复体力，即使睡眠充足也自觉全身疲倦，则需

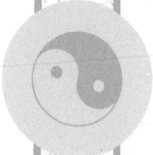

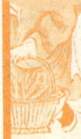

要积极锻炼身体。因为这种情况是由于体内聚集了病理产物痰浊，阻滞了气的循环流动，所以适当运动可以促进循环正常运行。

另外，气是由主司消化吸收的脾生成的，与肠胃息息相关。饭后出现困倦等情况是由于脾的功能减退造成的，因此补益脾胃有利于消除气不足的症状。

气虚——疲劳伴面色无华的调理

造成疲劳最常见的原因是气虚。气虚的原因又包含体质虚弱、年龄增长、长期患病或手术、过于劳累和精神紧张等。这种类型的人一般可以在充足的睡眠之后恢复精神。但即使早晨醒来的时候很精神，到了晚上又会很疲倦。如果忽视这种气不足的症状，还会进一步出现血不足。所以充分休养非常重要。

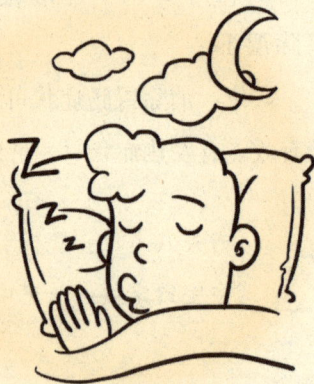

处方：对于补益气血、恢复元气效果最好的药方是补中益气汤。另外，四君子汤也能够提高脾胃的功能，具有恢复元气的效果。

食疗：推荐食用具有补气作用的粳米、糯米、山药、枣、香菇和肉类等。

穴位：将两手交叉重叠（女性右手在下，男性左手在下）置于脐部下方，正对气海穴，然后一边吐气，一边徐徐按压腹部，从手掌中央的劳宫穴会传出一股气流进入体内。另外，足三里穴也对恢复元气大有益处。

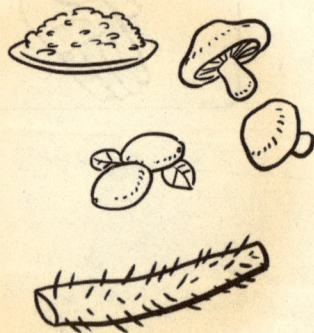

气海穴定位：前正中线上，脐下 1.5 寸

足三里穴定位：犊鼻下 3 寸，胫骨外侧约 1 横指处

足三里穴　　　气海穴

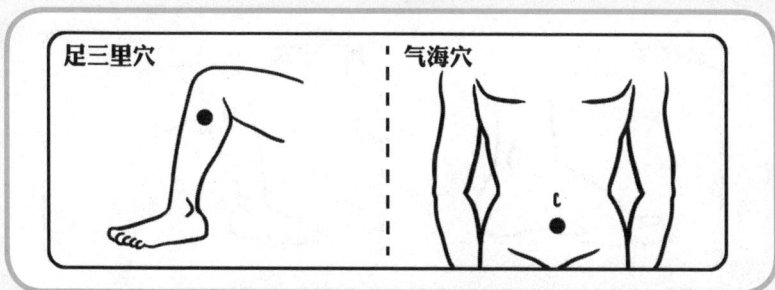

脾虚湿困——疲劳伴食欲不佳的调理

食欲不佳或容易出现腹泻、浮肿，是由于主司消化吸收的脾功能减弱造成的。因此，如果要恢复精力，反而不适合多吃东西。首先应该注意调养脾胃，恢复脾的正常运化。津液代谢紊乱，造成脾内湿邪郁阻，直接影响消化功能。不但如此，消化吸收时会更加消耗气，导致饭后出现困倦疲乏。

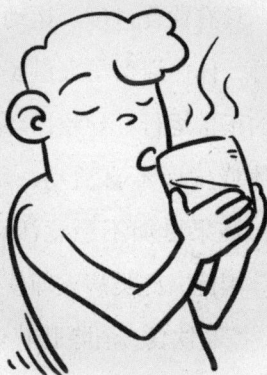

处方：使用提高脾脏功能、促进消化吸收、恢复元气的六君子汤。容易手脚发凉和怕冷者适合服用胃苓汤。

食疗：提高脾胃功能的山药、枣、蚕豆，以及可以消除体内湿气的薏米、冬瓜和玉米等。用冬瓜煮粥，再放入少量生姜等调味料，对增加食欲很有帮助。

穴位：刺激能够促进津液代谢的足三里穴和公孙穴，可以促进津液循环，恢复身体元气。

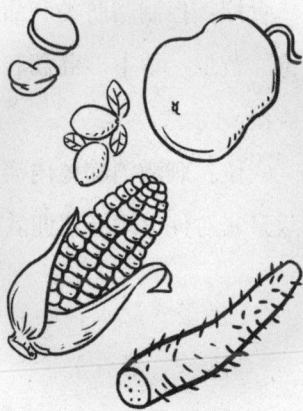

足三里穴定位：犊鼻下３寸，胫骨外侧约１横指处

公孙穴定位：足内侧缘，第１跖骨基底部的前下方

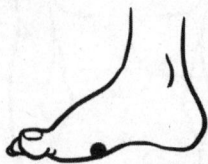
公孙穴

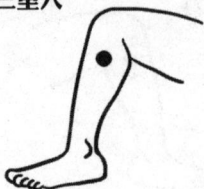
足三里穴

痰浊——疲劳无法消除的调理

具有饮食过度、运动不足倾向的肥胖人群，体内滞留了大量痰浊，阻滞体内气血的正常运行，导致循环障碍。如果感觉身体疲倦而不喜活动，反而疲劳感会增加，结果更加不愿意活动，陷入恶性循环。因此，此类病人即使疲倦也要坚持活动，控制饮食，消除肥胖症状，恢复体力。

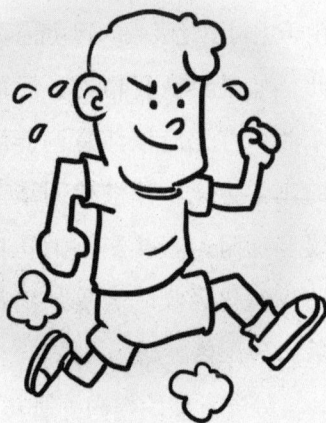

处方：清除身体内的痰湿，适宜服用二陈汤和温胆汤。

食疗：控制脂肪类和甜食摄入，防止过饱。黄瓜、萝卜、茼蒿和海带等能够消除痰湿。

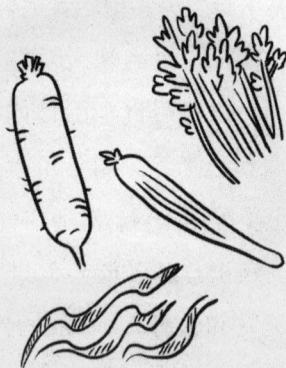

穴位：刺激消除体内痰湿的丰隆穴。阴陵泉穴对促进津液代谢效果较明显。

丰隆穴定位：外踝尖上8寸，条口外1寸，胫骨前嵴外侧2横指处

阴陵泉穴定位：胫骨内侧下缘与胫骨内侧缘的凹陷处

中医启蒙丛书

零起点学 中医

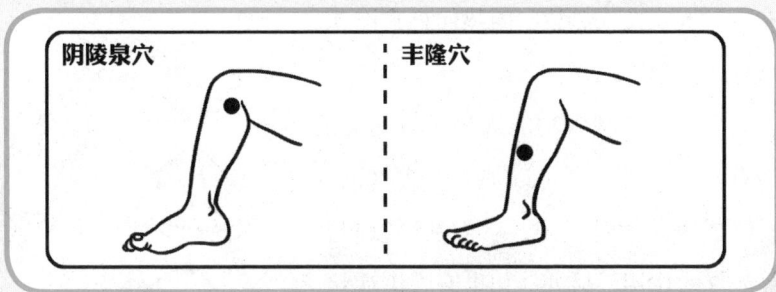

阴陵泉穴 　　　　丰隆穴

苦夏的调养

夏季的酷暑对身体造成威胁，这种被称为暑邪的邪气，侵入身体能够消耗身体里的气。特别是高温多湿的夏季，湿邪也会导致脾胃功能减弱，影响消化吸收，进一步引起气的不足。

苦夏大致分为两种类型。一种是梅雨季开始就食欲减退。这种类型的人大多原本脾胃较虚弱，湿邪滞留于脾胃，津液无法正常排出体外，多余的水分储藏在体内。由于身体状态受到影响，夏天也就变得不爱活动。此外，食欲减退、体重下降也是这一病症的特点。另一种类型是夏天精力特别旺盛，入秋时节身体状态突然下降。这种类型的人是因为夏季的暑热大量损耗了身体内的气和阴液而造成的。阴液是能够带走身体热量的体液。阴液不足就会造成身体中的热量无法排解，各种功能下降。

因此，对照自己的类型积极做好预防措施，炎热的夏季大家也能精力充沛地度过。

湿困脾胃——梅雨季食欲减退的调理

如果湿邪滞留脾胃（即肠胃），影响津液正常代谢，大量多余的津液积聚在体内，则会导致身体倦怠乏力、容易疲劳等。此外，还表现有不易出汗、口中黏腻、双脚浮肿等症状。另外，也容易陷入一种恶性循环，即过食寒凉的食物，导致脾胃功能减退，使体内津液代

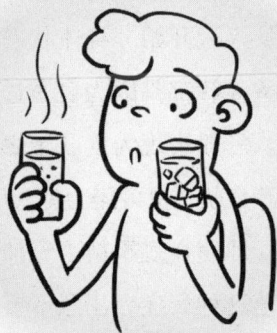

谢停滞，水分吸收热量，因热而喜食冷饮。所以有必要加以注意。

处方：提高脾胃功能效果比较明显的药物有六君子汤，还可以加入增进食欲的香料制成香砂六君子汤，它们都可以起到恢复元气的作用。另外，如果有腹泻症状，服用胃苓汤效果比较好。

食疗：为了补充精力而过量摄入肉类食品，反而会增加脾胃的负担，起到相反的效果。故应多吃容易消化的食物，如红豆、冬瓜、西瓜、薏米以及白菜、玉米等，对排出体内多余的水分很有帮助。

穴位：刺激提高脾胃功能的足三里穴和公孙穴。

足三里穴定位：犊鼻下 3 寸，胫骨外侧约 1 横指处

公孙穴定位：足内侧缘，第 1 跖骨基底部的前下方

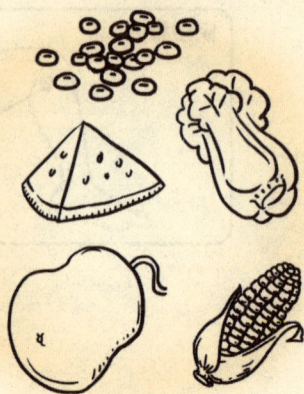

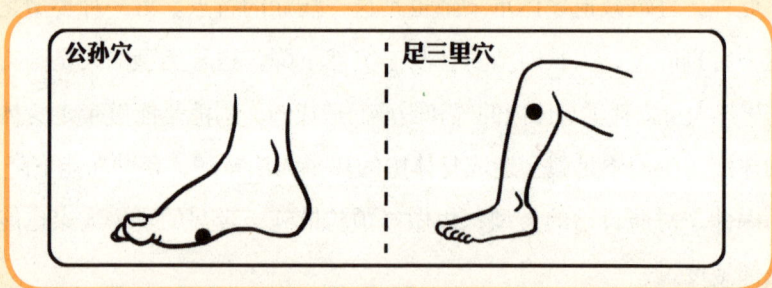

公孙穴　　　　　　　　足三里穴

气阴两虚——秋乏的调理

从入秋开始，身体状态下降，出现熟睡不醒症状都是因为夏季过于消耗体能造成的。一般表现为皮肤干燥、手足潮热、口渴等症状，也可能会感到胸闷和倦怠感。因此，即使在夏季精力充沛的时候，也应该防范这种病症。注意不要使身体内囤积

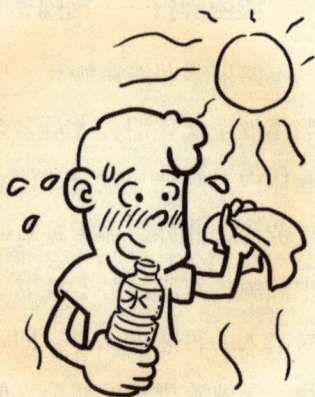

过多热量，防止气和津液的耗散。出汗后不断地补充水分，摄入足够的营养，保持精力也是十分重要的。

处方：能够补充体液，使身体降温的清暑益气汤是治疗苦夏的常用药方。另外，还可使用生脉散等。

食疗：选择具有补充气阴作用的粳米、山药、香菇、土豆、枣和猪肉等；还有可以补充阴液、给身体降温的西瓜、蜂蜜等也是食疗佳品。

穴位：按压合谷穴有补气的作用，刺激复溜穴能够补充阴液，给身体降温，治疗效果较好。

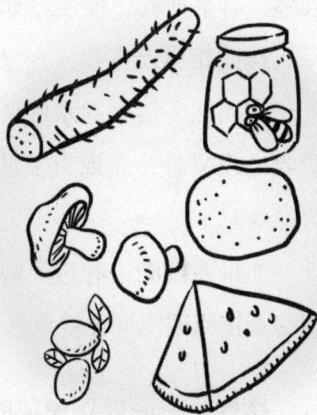

复溜穴定位：太溪上2寸，当跟腱的前缘

合谷穴定位：手背第1、2掌骨之间，当第2掌骨桡侧的中点

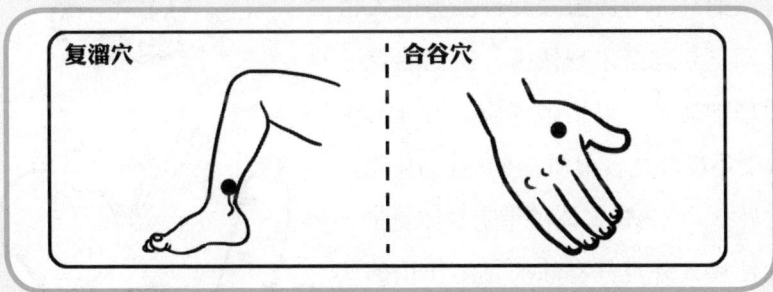

复溜穴　　　　　　　合谷穴

肥胖的调养

脾的功能减退会导致代谢功能障碍，多余的病理产物堆积体内，就会引起肥胖症的发生。

体内过多的水分停滞会形成痰饮，引起痰饮型肥胖。从西医的角度看，"痰"就是过剩的中性脂肪和胆固醇等物质，在杨贵妃所在的朝代被称为"膏脂"。那时肥胖是一种丰润有弹性的具有魅力的体形象征，但在今天看来则主要是危害健康的一种体态。此种体质的人表现为食欲旺盛、容易便秘、颜面红赤并伴有怕热等症状。

与此相反，有些人食量很小，但仍然体态肥胖，则是因为其体内津液代谢功能障碍引起水肿所造成的。此种体质的人脾胃功能较弱，消化吸收出现障碍，表现为手足冰凉、容易疲劳、颜面苍白并伴有容易出汗等症状。

如果在减肥中有过失败经历的肥胖病人，应对照自己的症状找到肥胖的真正原因，早日将自己调整为不易肥胖的体质，这才是减肥的正途。

痰饮——肥胖伴便秘的调理

体形较胖且经常便秘的人是由于体内储藏的脂肪过多造成的。这种类型的人一般喜食脂肪类食品、甜食以及味道较重的食品，并且有进食较多、较快等特点。因此，大量水分滞留在体内，化而成痰饮，郁积成热，故表现为特别怕热，颜面红赤等。虽然此种类型的人稍作运动，立刻会出现疲劳，但仍然要适度地增加运动，以增强体质。另外，还应改变不良的饮食习惯，注意控制体重。

处方：应该选择能够带走身体热量，消除便秘，并且具有除痰化湿作用的药方，如防风通圣散、二陈汤等。

食疗：可以选择西瓜、黄瓜、冬瓜、萝卜、茼蒿、海带和薏米等食物，它们能够清除身体热量，促进体内津液的循环输布，消除痰饮。

穴位：可以刺激具有消除体内痰饮作用的丰隆穴。另外，阴陵泉穴也是促进代谢、改善肥胖体征的要穴。

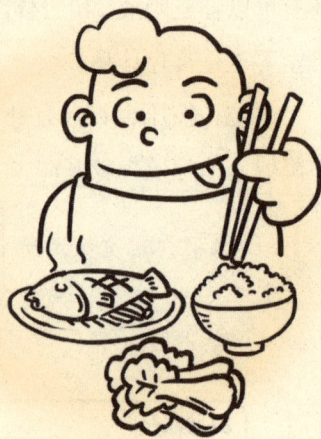

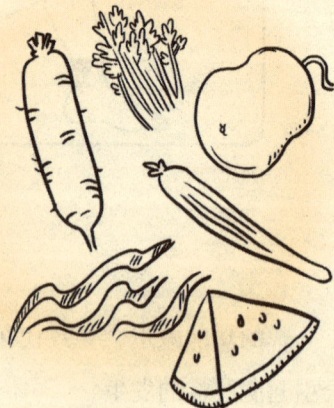

丰隆穴定位：外踝尖上8寸，条口穴外1寸，胫骨前嵴外侧2横指处

阴陵泉穴定位：胫骨内侧下缘与胫骨内侧缘的凹陷处

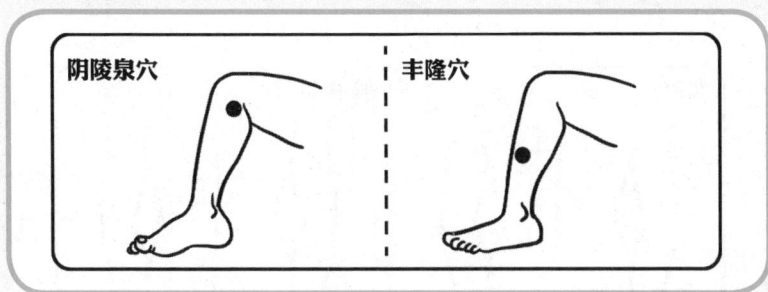

阴陵泉穴　　丰隆穴

气虚湿盛——肥胖伴浮肿的调理

身体容易浮肿，下半身虚胖的人属于津液代谢失调的水肿型肥胖。由于脾胃功能减弱，即使食物的摄入量很少，也会渐渐胖起来。此种体质的人表现为手脚冰冷、容易疲劳、多汗等。因此，此类病人平时应多选择容易消化的食物，充分咀嚼以提高脾胃功能。另外要注意保暖，避免身体受凉。还应该多参加体育锻炼。

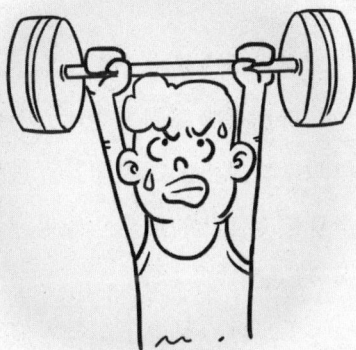

处方：应该选择具有补益脾胃、提高消化功能、促进津液代谢、消除浮肿等作用的药方，如防己黄芪汤、防己茯苓汤等。

食疗：食用容易消化的食物，对恢复胃肠功能大有裨益。可以选择既补气又能促进津液代谢的玉米、胡萝卜、香菇、栗子、枣和鸡肉等。

穴位：推荐按压能够提高脾功能的

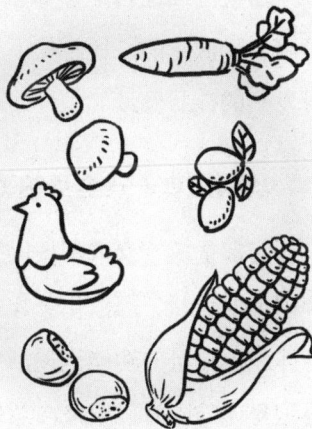

脾俞穴，还有提高肾功能并促进津液代谢的肾俞穴。

> 肾俞穴定位：横平第2腰椎棘突下，后正中线旁开1.5寸
>
> 脾俞穴定位：横平第11胸椎棘突下，后正中线旁开1.5寸

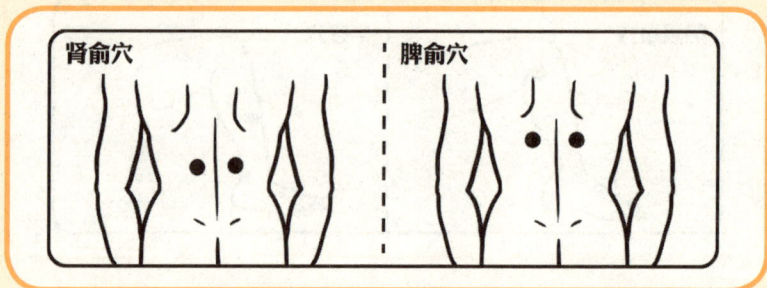

寒证的调养

全身怕冷是由于阳气不足，温煦身体的力量减弱而造成的。脾阳不足，特别是腹部周围受凉，会使食物不能充分消化，容易造成混杂未消化的食物排出的现象。若促进激素生成的肾阳不足，则会出现腰部和下半身怕冷症状的加重。如果津液代谢出现障碍，则容易造成水肿和尿量多等病症。

手足冰冷是由于阳气不能顺利到达肢体末端导致的。特别是只有在寒冷季节出现寒证的人，一般是由于运送阳气的血不足造成的。另外，血不足还会表现为面色苍白等。

血流停滞还可能影响阳气的活动，从而导致发冷。一般表现为唇舌紫暗，颜面青黑，还常伴下半身怕冷，上半身发热的症状。

脾肾阳虚——全身怕冷的调理

腹部怕凉、食欲不振以及容易腹泻都是脾阳虚的症状，因消化吸收功能出现障碍，身体产生热量的功能也逐渐下降。治疗时在温煦身体的同时，应该注意提高消化吸收功

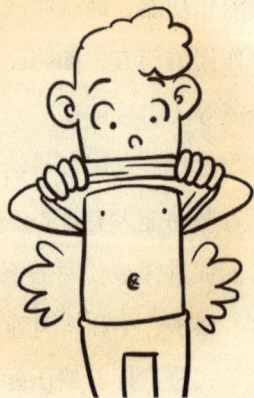

能。腰部以及下半身怕凉并且浮肿是属于肾阳虚的类型，该类型的人一般津液代谢较差，血液循环也不好，而且容易疲劳。治疗时注意补充精力，促进血液循环。

处方：脾阳虚型的病人可以使用能够提高肠胃功能，具有温煦身体效果的人参汤。肾阳虚型的病人可以使用提高肾功能，有调节津液代谢作用的八味地黄丸。

食疗：脾阳虚者可以吃一些能够提高脾胃功能的食物，如韭菜、山药和核桃等。肾阳虚者可以吃补充精力和肾阳的鳗鱼、虾和刀豆等食物。

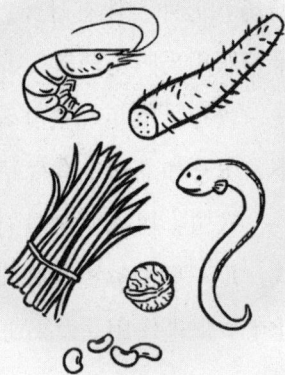

穴位：能够补充阳气、温煦身体的关元穴和命门穴是首选穴位。用温灸法刺激穴位效果更佳。

命门穴定位：第2腰椎棘突下
关元穴定位：前正中线上，脐下3寸

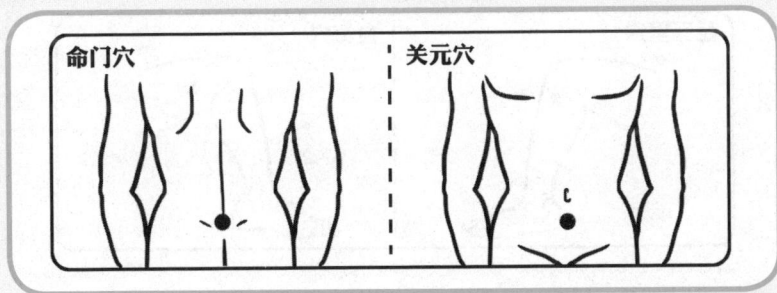

命门穴　　　　　**关元穴**

血虚——脸色苍白的寒证的调理

血不足导致的血虚是一种原本营养情况不佳，寒邪容易乘虚而入的状态。因为受寒邪影响较重，所以隆冬时节或是寒冷之地，容易引发这一类型的寒证。特别是多发生在女性身上，表现为脸色苍白、口

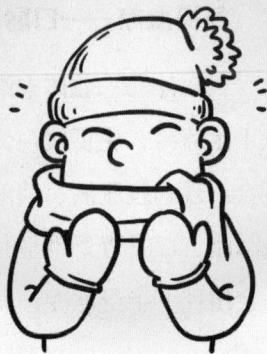

唇色淡、毫无血色等，有时候还伴有心悸、目眩等症状。因此，摄入充足的营养，注意保暖，促进血液循环都是有效的治疗措施。

处方：选用具有温煦身体、促进血液循环作用，并能够补血的温经汤。另外，伴有月经不调或痛经的人，推荐服用当归芍药散。

食疗：鱿鱼和猪肝等可以补血。胡萝卜、木耳和荔枝也有很好的疗效。

穴位：可以刺激具有补血作用的血海穴。足三里能够提高脾胃功能，对气血的化生有促进作用，效果也比较好。

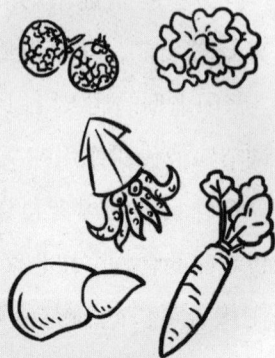

血海穴定位：髌底内侧端上2寸，或病人取坐位，术者面对病人，用左（右）手掌心按在病人右（左）膝髌骨上，在拇指尖所至处定穴

足三里穴定位：犊鼻下3寸，胫骨外侧约1横指处

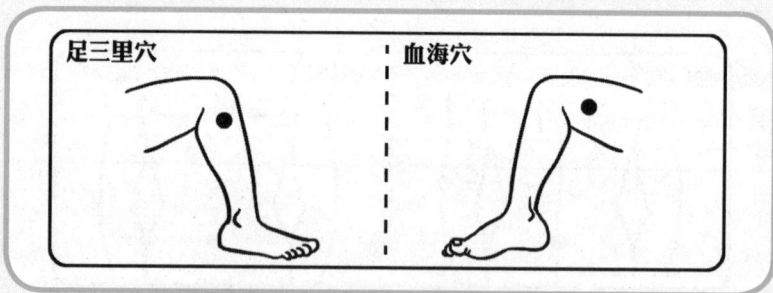

足三里穴　　　　　血海穴

气滞血瘀——口唇青紫的寒证的调理

气血停滞、肢体末端没有气血滋养会导致手足冰冷，主要表现为焦躁和精神紧张，还会出现胸腹胀满、烦闷等。另外，皮肤颜色晦暗、口唇青紫也是其表现之一。有时候还会出现下半身冰冷，而上半身感觉发热的

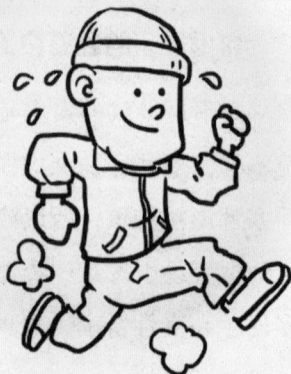

症状。因此，适量的运动可以解除紧张情绪，促进全身血液循环。还应注意控制生冷食物的摄入量，尽量避免身体受凉。

处方：应该使用具有促进气血循环、温煦身体作用的药方，如逍遥散和当归四逆汤。

食疗：选择具有调节气血循环作用的食物，如荞麦面、韭菜、胡萝卜、油菜、橘子等。

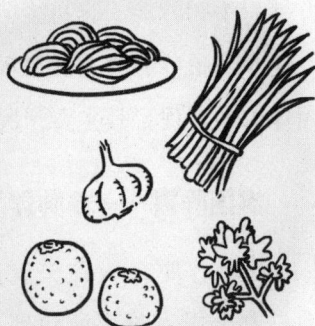

穴位：促进体内气血循环的三阴交穴疗效比较好。另外，阳陵泉穴也可以改善气的循环。同时刺激这两个穴位，手脚就会暖和起来。

三阴交穴定位：内踝尖上3寸，胫骨内侧缘后际

阳陵泉穴定位：腓骨头的前下方凹陷处

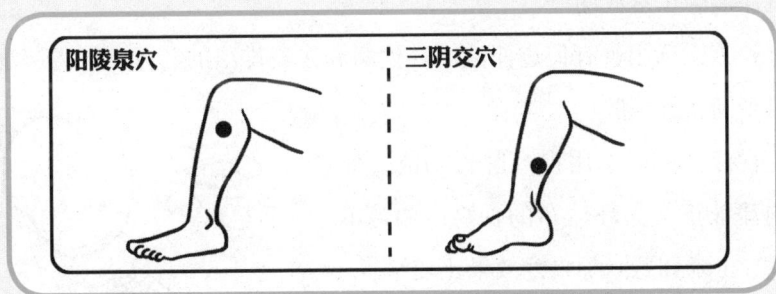

阳陵泉穴　　　　　　　三阴交穴

浮肿的调养

浮肿是体内津液过多，泛滥于周身的状态，是由津液代谢紊乱造成的。在高温多湿的地区，特别容易引发此种病症。预防浮肿主要是注意饮水量和避免受凉。

恶心并伴有全身浮肿是由于摄入水分过多，体内津液积聚造成的。梅雨季和夏季容易出现以上症状。其主要表现为全身乏力、头重、尿量少等。

腹部怕凉并伴有下半身浮肿是原本胃肠虚弱的表现。由于津液不能正常运行，在体内泛滥。这种类型的人食用生冷食物后容易出现腹泻，并伴有手脚冰冷、容易疲劳，往往按压浮肿部位不能复原，尿量减少。

全身怕冷并伴有腰膝酸软是肾功能减退导致排尿障碍，多余水液滞留体内的表现。其主要浮肿部位是下半身和内踝。

湿困脾胃——浮肿伴恶心作呕的调理

胸中作呕，头昏头重，全身疲乏无力是水分摄入过多所致浮肿的表现。由于摄入水分过多，体内滞留了多余的津液，导致脾胃功能减弱，更加重了浮肿的程度。如果下半身浮肿严重，则会引起全身性浮肿，表现出尿量少、颜色淡等特点。因此，控制水分的摄入量是首要措施。另外，还可以配合积极的锻炼，促进津液的正常代谢。

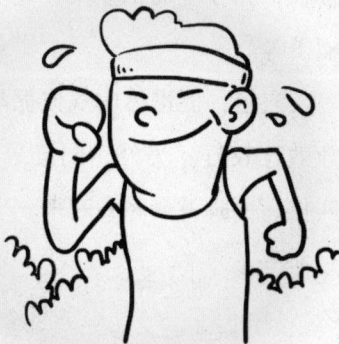

处方：选用具有促进津液循环代谢和尿液排出的药方，如胃苓汤、六君子汤和五苓散。

食疗：可以选用提高脾胃功能，促进体内津液正常循环输布的食物，如苦瓜、冬瓜、玉米和薏米等食疗效果比较好。

穴位：可以刺激促进脾胃消化功能的足三里穴，使津液正常运行。另外，公孙穴也可以消除滞留的津液，对浮肿起到良好的治疗效果。

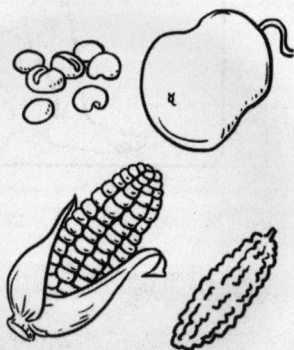

足三里穴定位：犊鼻下3寸，胫骨外侧约1横指处

公孙穴定位：足内侧缘，第1跖骨基底部的前下方

公孙穴　　　足三里穴

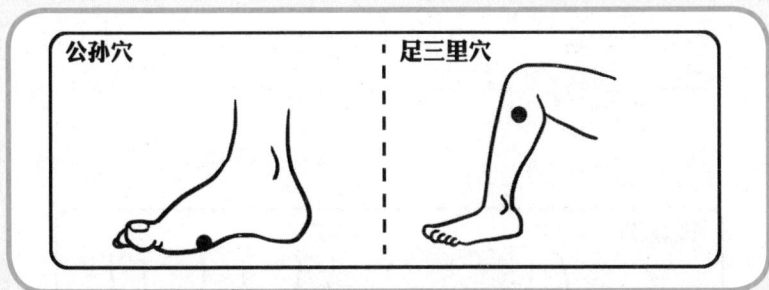

脾阳虚——浮肿伴腹部发凉的调理

原本脾胃虚弱的人，津液代谢的功能也较差，有容易患浮肿的倾向。进食较凉食物后立即出现腹泻症状，身体容易疲劳，尿量少等都是这种类型的症状表现。此外，还有腹部和手足冰冷，皮肤虚浮，按压后凹陷不能立即复原等特点。这种类型的人应该多吃容易消化的食物，促进脾胃功能的恢复，还要注意保暖，补充阳气。另外，还可以利用按摩等方式促进津液的循环。

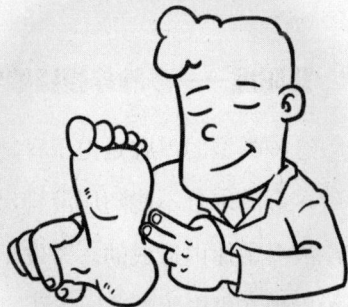

处方：推荐服用具有补益脾阳、促进津液循环、消除浮肿作用的防己黄芪汤。另外，能够提高脾胃功能的人参汤和真武汤也比较适合此病症。

食疗：糯米、蚕豆和豌豆等能够补充脾阳，促进津液代谢，是较好的食疗品。特别是龙眼对消除浮肿十分有效。

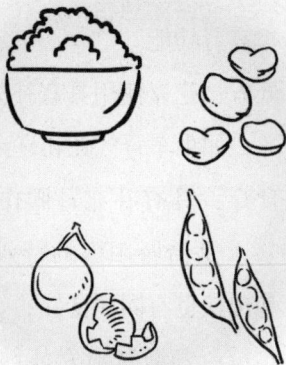

穴位：可以刺激能够提高脾胃功能的脾俞穴和促进津液代谢的阴陵泉穴。采用温灸法效果更好。

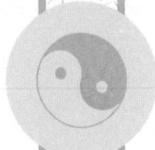

脾俞穴定位：横平第 11 胸椎棘突下，后正中线旁开 1.5 寸

阳陵泉穴定位：腓骨头的前下方凹陷处

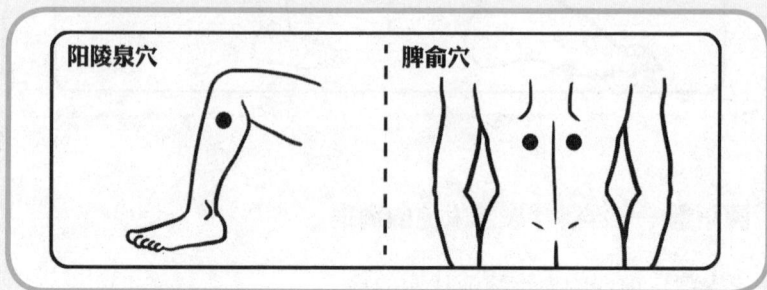

肾阳虚——浮肿伴腰膝酸软的调理

这种类型的浮肿是由于肾功能减弱，导致多余的水分不能随尿液排出体外，大量津液滞留体内造成的。常发于下半身，一般出现在内踝等部位。除手脚以及全身较凉、容易出现疲劳等症状外，腰膝酸软也是本病症的一大特点。温煦全身，让身体恢复活力是治疗原则。绝对禁止多吃寒凉或水分过多的食物。重要的是补充肾阳，提高肾功能。

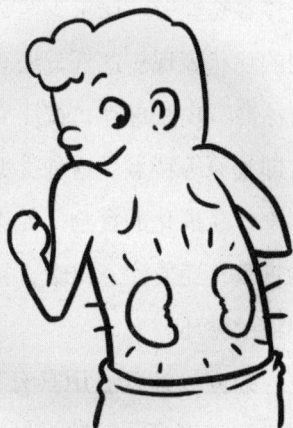

处方：建议使用具有补充肾阳，同时又能促进津液循环和代谢作用的药方，如牛车肾气丸和真武汤等。

食疗：具有补充肾阳作用的猪腰子（猪肾）是治肾阳虚的特效药。另外，核桃和肉桂也有同样良好的效果。

穴位：刺激肾俞穴能够提高肾脏功能，太溪穴对促进津液代谢、消除浮肿有很好的疗效。使用温灸法效果更加明显。

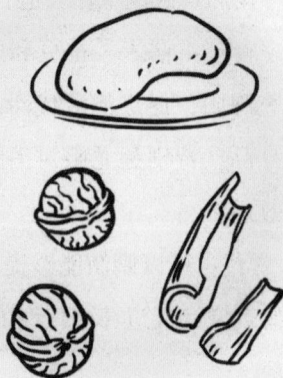

太溪穴定位：足内侧，内踝后方与跟腱之间的凹陷处

肾俞穴定位：横平第 2 腰椎棘突下，后正中线旁开 1.5 寸

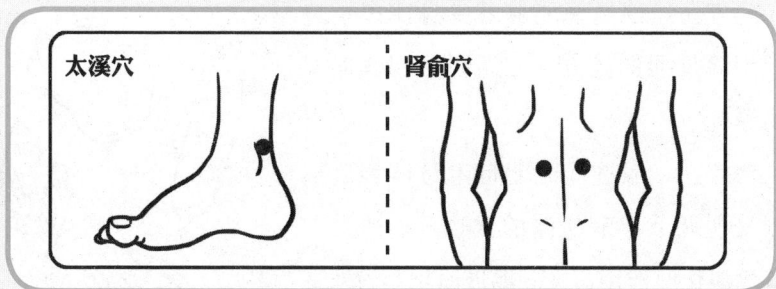

太溪穴　　　　　　　　肾俞穴

失眠的调养

心无法稳定地控制神志导致失眠。睡眠是否安稳取决于心功能是否健全。精神活动的基础是一种被称为"神"的物质。如果神能够很好地被心所控制，人才能处于平和状态，睡眠才会安稳。如果心处于兴奋状态，或者心功能衰弱，都会造成稳定心神的力量减弱，导致失眠症状的发生。

如果出现睡眠较浅，夜里多次醒来的症状，一般是由于病理产物痰浊留滞在体内，扰乱心神所造成的。如果出现焦躁不安、烦恼不断、辗转无法入睡等症状，则是由于肝气郁滞、郁积化热而扰乱心神造成的。

另外，如果肾阴不足，控制心阳的力量就会减弱，导致无法制约心神而发病。此症表现为夜里难以入睡，梦中容易醒来。相反，如果心功能衰弱无法制约神，即使疲倦后躺下，也久久不能入睡。

痰热——睡眠较浅的调理

如果摄入了过多的甜食和脂肪类食物，或者有暴饮暴食的习惯，使消化吸收能力下降，体内多余的水分就会化而成痰。痰又生热，扰乱心神安宁，使人无法入睡。其主要

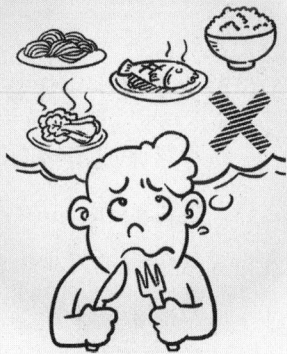

表现为入睡困难，梦中易醒，或者胸闷、嗳气以及目眩等症状。所以，此类病人应该重新调整饮食结构，特别是吃饭不宜过饱，才能提高睡眠质量。

处方：建议选择能够减少身体多余热量、消除痰浊的药方，如温胆汤和黄连温胆汤等。

食疗：一般选择既能带走身体多余热量，又能调节津液代谢的食物。如萝卜，具有除痰化湿作用，又能促进消化。另外，冬瓜、慈姑、海带和海苔也是食疗佳品。

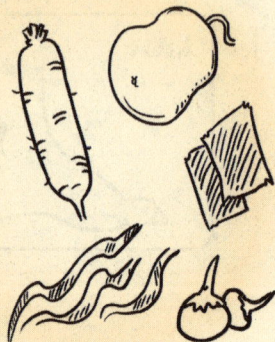

穴位：刺激能够提高脾胃功能的中脘穴，可以起到除痰作用。另外，丰隆穴也有同样的化湿效果。可以在睡前刺激这两个穴位。

丰隆穴定位：外踝尖上8寸，条口穴外1寸，胫骨前嵴外侧2横指处

中脘穴定位：前正中线上，脐上4寸

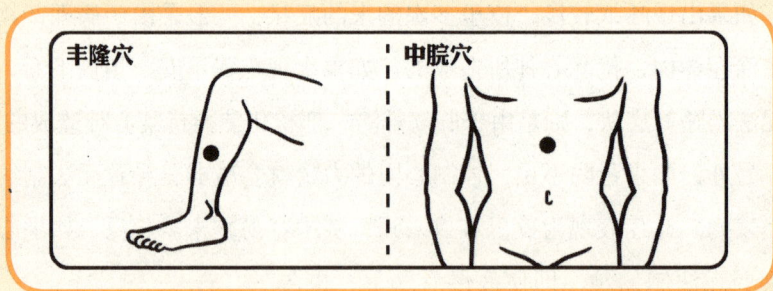

肝火上炎——焦躁不易入眠的调理

精神紧张或情绪激动会导致肝气郁而化热，扰乱心神。心在处于兴奋状态时，容易导致失眠的发生，使人不能安稳地平卧于床，时常起来活动。就算费尽周折终

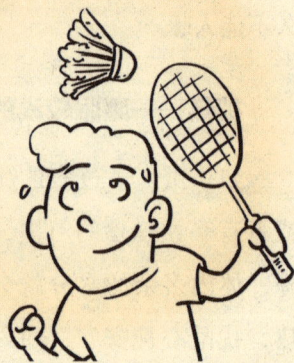

于入睡后，也常常在半夜或过早地醒来。焦躁不安、易怒以及头痛、目眩和耳鸣等都是其临床表现。如要缓解病症，首先应尽量消除精神紧张，可以通过多运动等来实现。

处方：一般使用具有疏肝理气、安定心神的药方，如加味逍遥丸、抑肝散等。

食疗：建议选择芹菜和西红柿等可以解除肝热的食物。另外，绿茶和菊花等也有同样的作用。

穴位：可以刺激能够提高肝功能的肝俞穴。另外，行间穴也具有解除肝热的作用。

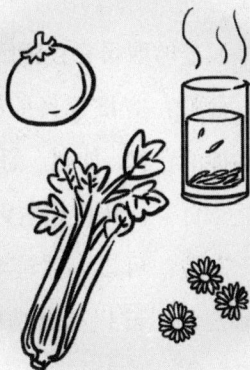

肝俞穴定位：横平第9胸椎棘突下，后正中线旁开1.5寸

行间穴定位：足背侧，第1、2趾间，趾蹼缘后方赤白肉际处

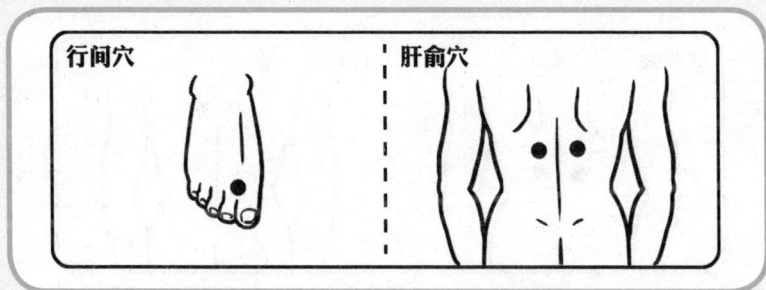

行间穴　　　　**肝俞穴**

心肾不交——容易惊醒的调理

由于过于劳累或精神紧张等因素造成肾中阴液不足，心与肾的平衡被打乱，心阳不能得到控制，因而人处于兴奋状态，导致失眠的发生。其表现为必须依靠安眠药才能入睡，或者即使已入睡也很容易惊醒，还常伴有腰膝酸软、心悸和头昏等症状，容易盗汗、咽干。建议此类病人睡前喝些热牛奶，可以补充人体的阴液。

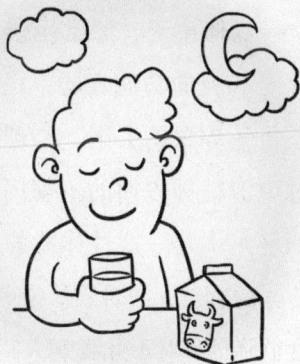

处方：为了避免体力过度消耗，可以选用具有解除心热、补充肾中阴液、平衡心肾关系作用的黄连阿胶汤和交泰丸等，能够取得安稳睡眠的效果。

食疗：应该选择能够补充阴液、安定心神的食物，如梨、葡萄、白菜、木耳、黑豆、百合、鱿鱼和牛奶等。

穴位：可以刺激能够提高心功能的心俞穴和能够提高肾功能的肾俞穴。这一组穴位对调节心肾平衡起到很好的效果。

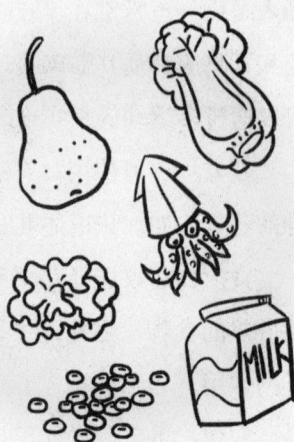

> 肾俞穴定位：第2腰椎棘突下，后正中线旁开1.5寸
> 心俞穴定位：横平第5胸椎棘突下，后正中线旁开1.5寸处

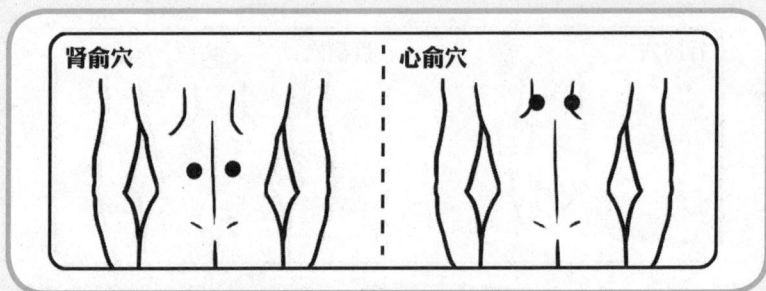

肾俞穴　　　　心俞穴

心脾两虚——身体疲乏无力无法入睡的调理

身体疲乏，感觉困倦却久久不能入睡是心脾的功能衰弱，稳定心神的力量不足等导致的失眠。心理疲劳或者思虑过度等精神方面的不安因素，造成心气和脾气不足。这种体质的人常有不安和心悸的感觉，同时容易疲劳，白天困倦，食欲降低。对于此类病人睡不着的时候，

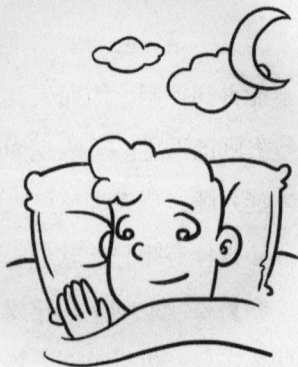

即使平卧在床上也对体力的恢复很有帮助。另外，在平卧状态下刺激穴位也是很好的治疗措施。

处方：选用具有补益心血和脾气，并能够安定心神的药方，如归脾汤和人参养荣汤等。

食疗：莲子能提高脾胃功能，促进气血生成，稳定心神。菠菜、胡萝卜、枣和海参等也有一定的治疗效果。

穴位：可以刺激能够补益气血的足三里穴。神门穴也具有提高心功能、安定心神等作用。

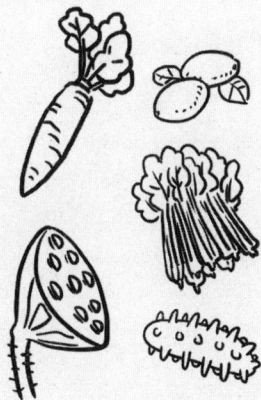

足三里穴定位：犊鼻下3寸，胫骨外侧约1横指处

神门穴定位：腕第一横纹上，当尺侧腕屈肌腱的桡侧

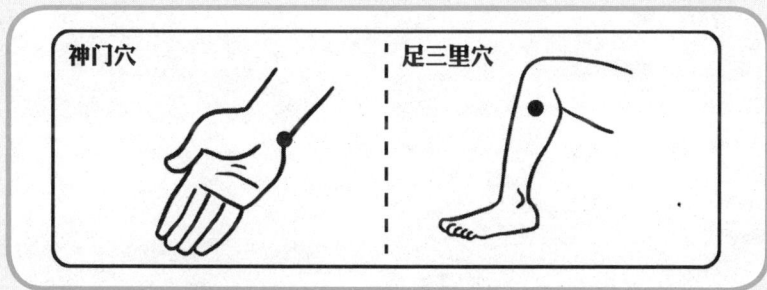

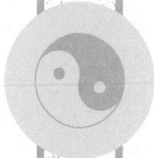

神门穴　　足三里穴

零起点学中医

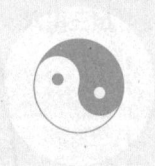